AF385670

DE L'EMPLOI

DES

LUNETTES

POUR

LA CONSERVATION DE LA VUE

PAR

N. P. LEREBOURS

ANCIEN OPTICIEN

De S. M. l'Empereur, de l'Observatoire impérial, de la Marine, etc.
Membre adjoint du Bureau des Longitudes.

PARIS

HENRI PLON, IMPRIMEUR-ÉDITEUR

8, RUE GARANCIÈRE

ET CHEZ LES PRINCIPAUX LIBRAIRES ET OPTICIENS

—

MDCCCLXI

DE L'EMPLOI

DES

LUNETTES

AVERTISSEMENT.

Le titre de cet ouvrage indique assez de quel sujet il traite.

L'œil est certainement le plus délicat de nos organes. Malheureusement, et précisément à cause de sa composition compliquée, il est le siége d'une foule de maladies. S'il n'est pas donné à l'homme de les éviter toutes, il en est un grand nombre auxquelles il pourrait se soustraire; de ce nombre sont celles que produisent des imprudences, de mauvaises habitudes, des verres défectueux, des besicles mal choisies. Indiquer au lecteur certaines précautions et certains exercices hygiéniques, le guider dans le choix des verres et des montures, tel est le but que je me suis proposé.

Je n'ai pas oublié que si les bons yeux procurent une foule de jouissances à la classe aisée, ils sont l'existence, la vie même des travailleurs; aussi ai-je regardé comme un devoir de mettre, par son prix, ce livre à la portée de tous; j'ose espérer qu'un grand nombre de lecteurs en sauront gré à mon éditeur et à moi.

Le chapitre Ier donne des notions sur l'agent qui produit sur la rétine le phénomène de la vision. La seconde partie de ce même chapitre donne quelques détails sur la théorie des lentilles. Pour plus de clarté elle est accompagnée de figures indispensables aux personnes qui voudront se rendre compte de la marche des rayons lumineux dans l'œil. Pour ce chapitre et pour le suivant, particulièrement pour ce qui regarde certaines propriétés physiques et physiologiques du globe oculaire, j'ai quelquefois eu recours aux traités de physique de MM. Biot, Pouillet et autres.

Je dois aussi reconnaître que j'ai été entraîné à expliquer quelques phénomènes que ne comporte pas le titre de cet opuscule; j'espère cependant que l'intérêt qu'ils présentent me fera pardonner ces digressions.

J'ai réuni dans le chapitre III, qui traite du choix et du travail des verres, ce que m'ont appris trente années de pratique comme opticien.

Le chapitre IV est consacré au choix des montures. Les nombreuses figures qui l'accompagnent permettront à chaque personne de juger de la forme la mieux appropriée à la conformation de sa tête.

Mon insuffisance personnelle m'interdisait complétement d'aborder ce qui touche aux maladies des yeux; loin d'éclairer les malades je me serais exposé à leur donner des craintes souvent mal fondées sur l'état de leur vue. C'est ce qui n'aurait pas manqué d'arriver si, m'aidant de ce qui a été écrit sur ce sujet, j'avais seulement voulu décrire les symptômes des nombreuses maladies des paupières, de la conjonctive, de la cornée, de l'iris, etc.

Cependant je ne pouvais me dispenser de donner un aperçu des affections pour lesquelles on a recours à l'opticien. C'est ce qui a fait le sujet du chapitre V. A part la presbytie et la myopie qui rentrent tout à fait dans mon sujet, mon but a été, en écartant tout ce qui tient à la thérapeutique et à la chirurgie, d'indiquer sommairement les affections qui, prises au début, peuvent être enrayées par de simples règles hygiéniques, par de sages précautions, et surtout de recommander aux malades de s'y prendre à temps pour consulter des hommes spéciaux; c'est le seul moyen d'éviter des maladies graves.

On verra, par de nombreuses citations, que j'ai puisé largement dans les ouvrages de MM. Desmarres et Sichel, qui eux-mêmes résument tout ce qui existe dans Scarpa, Wentzel, Demours et autres, et de plus contiennent tout ce qui a été écrit de plus nouveau en Allemagne sur l'ophthalmologie.

J'ai indiqué, dans le chapitre VI, les soins que l'opticien doit prendre dans l'essai des besicles; j'ai pensé que les renseignements qu'il renferme pourraient être de quelque utilité aux jeunes commis et marchands opticiens qui, en province surtout, n'ont d'autre guide qu'une routine souvent détestable.

Le chapitre VII n'est qu'un résumé de tout ce qui précède.

En terminant cet avertissement, je déclare qu'en entreprenant ce travail j'ai cru faire une chose utile à toutes les personnes qui ne peuvent se passer de lunettes.

Quant à la forme, je n'ai attaché aucune importance à celle d'un travail qui n'a qu'un seul but, l'utilité.

Les numéros des verres étant depuis l'origine indiqués en pouces, nous avons été forcé de conserver cette ancienne mesure.

I.

DE LA LUMIÈRE.

La lumière est un agent qui émane en tous sens des corps lumineux et qui produit sur la rétine le phénomène de la vision (1). La lumière se propage avec une telle vitesse, qu'elle vient du soleil à la terre en 8 minutes 13 secondes, environ 77,000 lieues par seconde.

On nomme *corps lumineux* ceux qui émettent de la lumière : le soleil, la flamme d'une bougie, etc.

Les *corps diaphanes* ou transparents sont ceux qui laissent apercevoir les objets à travers leur substance.

Dans un *milieu homogène*, la lumière se propage toujours en ligne droite. Si dans son trajet, un rayon lumi-

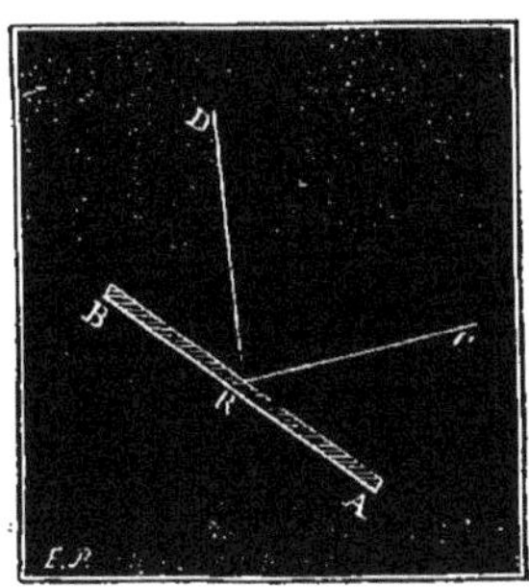

Fig. 1.

neux C R (*fig.* 1), rencontre un obstacle, une glace étamée,

---

(1) La lumière est ce *quelque chose*, matière ou mouvement, qui, en pénétrant dans l'œil, nous fait voir les objets extérieurs. (Arago.)

un miroir en métal A B, il se réfléchit en R D, et ce phénomène s'appelle *réflexion*. Dans l'acte de la réflexion, l'*angle d'incidence* A R C est toujours égal à l'*angle de réflexion* B R D.

. Quand la lumière passe d'un *milieu* dans un autre, elle change de direction ; si c'est d'un milieu *moins dense* dans un *plus dense*, et que tous deux soient diaphanes, par exemple de l'air dans le verre, le rayon C A (*fig.* 2), se

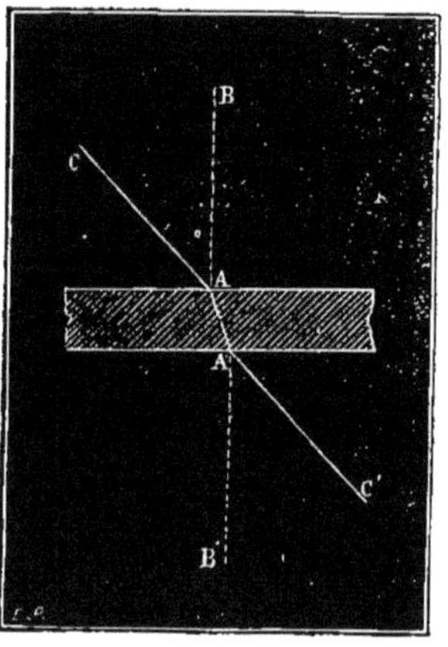

Fig. 2.

rapproche de la perpendiculaire A B élevée au point d'immersion ; il prend la direction A A′. Si c'est l'inverse, par exemple, si le rayon passe du verre dans l'air, on observe le phénomène contraire ; on voit, en effet, que le rayon A′ C′ dévie de la direction A A′ et s'éloigne de la perpendiculaire A′ B′ élevée au point d'émergence en A′. Ce phénomène s'appelle *réfraction*.

Quand la lumière traverse un milieu hétérogène, mais dont la densité varie peu, par exemple l'atmosphère, elle suit une ligne courbe au lieu d'une ligne brisée.

Un *rayon lumineux* est la ligne que suit la lumière en se propageant.

Un *pinceau* est la réunion de plusieurs rayons voisins.

Un *faisceau* est la réunion de plusieurs *rayons* ou *pinceaux voisins*. La *fig*. 3 représente la marche des rayons

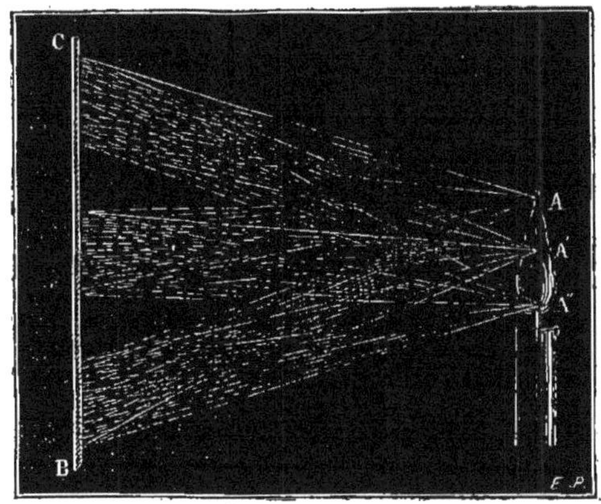

Fig. 3.

et des faisceaux émanant de la flamme d'une bougie; chacun des points A A′ A″ envoie des rayons dans toutes les directions. S'ils sont reçus sur un écran C B, chaque pinceau ou faisceau forme un cône lumineux dont l'écran est la base et dont le point lumineux est le sommet.

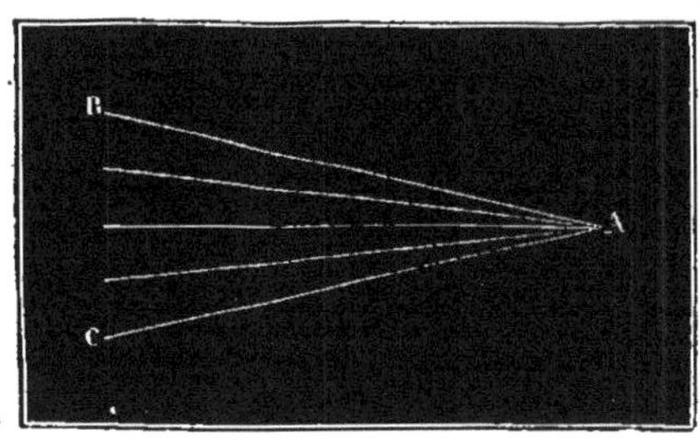

Fig. 4.

Un faisceau lumineux est *parallèle* quand il est composé

de rayons parallèles. Il est *divergent* quand, émis par le point A (*fig.* 4), les rayons s'écartent les uns des autres; il est *convergent* A B C (*fig.* 5) quand tous ses rayons vont

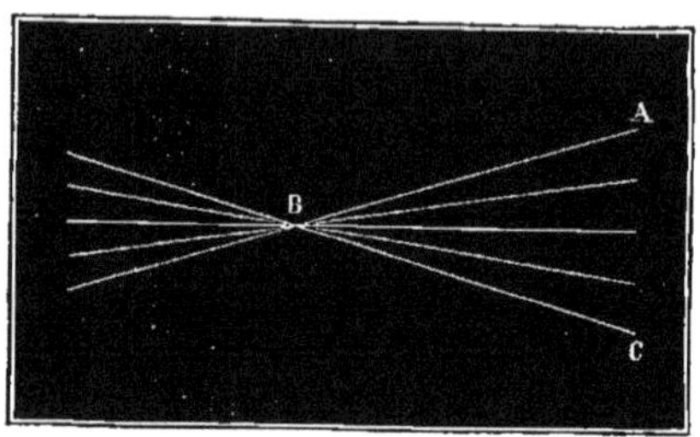

Fig. 5.

se réunir en un même point B qu'on appelle foyer. Au delà de ce foyer, les mêmes rayons continuent leur route, et le faisceau devient divergent. Les rayons émanant du soleil, quoique n'étant pas rigoureusement parallèles, sont, vu la grande distance de cet astre, considérés comme tels.

Si l'on reçoit sur un écran blanc, dans une chambre noire (*fig.* 6), les rayons lumineux qui traversent une

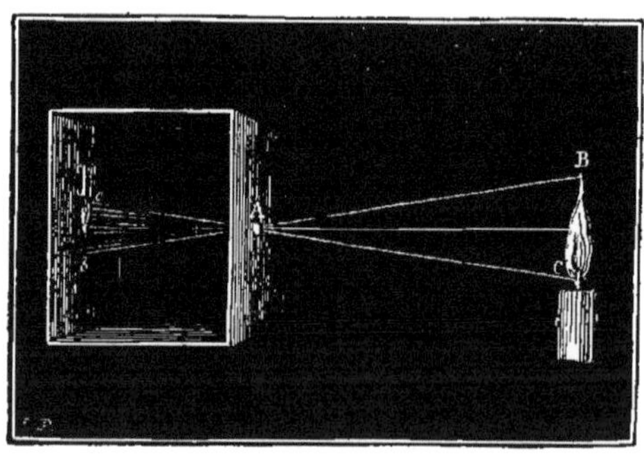

Fig. 6.

petite ouverture, on obtient toujours une petite image

renversée, *c b*, de l'objet, quelle que soit la forme de
l'ouverture. L'image est renversée parce que les faisceaux
qui viennent de l'image se croisent au point A, ceux du
sommet de la flamme B se projetant sur la partie la plus
basse de l'écran et réciproquement. Ajoutons que plus
l'ouverture sera petite et l'écran éloigné, plus l'image
sera nette. L'image est indépendante de la forme de
l'ouverture; car, quoique chaque point lumineux de
l'objet envoie sur l'écran un faisceau ayant la forme de
l'ouverture, il résulte de toutes ces images partielles des
points de contour une image ayant les mêmes formes
que celles de l'objet. C'est un phénomène qu'on peut
observer sous les arbres touffus frappés par le soleil. Les
faisceaux qui passent dans l'intervalle des feuilles donnent
des images semblables entre elles, quelle que soit la
forme des ouvertures, rondes si le sol est perpendiculaire, elliptiques si le sol est oblique. Ces mêmes images
sont en forme de croissant quand le soleil est éclipsé par
la lune.

Le phénomène qui a lieu dans la chambre noire est
exactement le même que celui qui se passe dans l'œil
humain, phénomène que nous décrirons plus loin avec
détail. Les faisceaux émanant d'un objet A B (*fig.* 7),

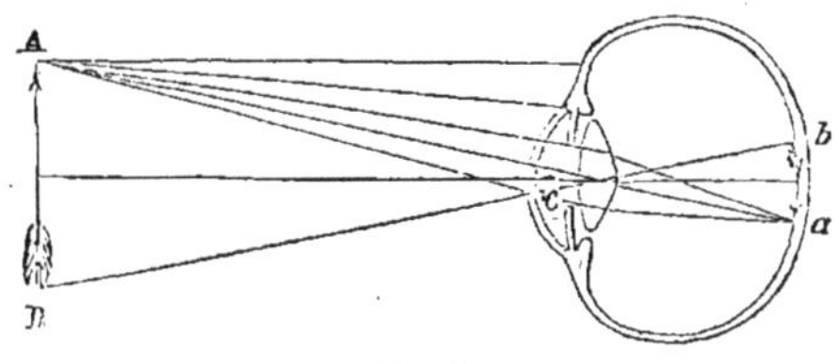

Fig. 7.

rencontrent l'ouverture étroite de la *pupille* en *c ;* puis, après s'être croisés, ils vont former au fond de l'œil, sur la membrane de la *rétine*, une petite image renversée, *a b*. Chaque point lumineux d'un corps vient donc se peindre au fond de l'œil en formant deux cônes; le premier est divergent : il a pour base l'ouverture de la pupille et pour sommet le point que l'on regarde; le second est convergent : son sommet est sur la rétine et sa base s'appuie sur l'ouverture de la pupille.

Tout le monde sait que la lumière est décomposable par le prisme en sept couleurs, qui sont : le rouge, l'orangé, le jaune, le vert, le bleu, l'indigo et le violet.

La lumière possède une foule d'autres propriétés qui ne peuvent être décrites ici; nous nous contenterons donc de citer, au fur et à mesure qu'ils se présenteront, les phénomènes qui peuvent ajouter à la clarté de son explication.

NOTIONS ÉLÉMENTAIRES

SUR LA THÉORIE DES LENTILLES.

Les *lentilles* sont des corps diaphanes qui ont la propriété de faire *converger* ou *diverger* les faisceaux lumineux qui les traversent. Les premières sont appelées *lentilles convexes* : elles grossissent les objets; les autres sont appelées *lentilles concaves :* elles produisent l'effet contraire.

Nous ne nous occuperons ici que des lentilles qui ont des *surfaces sphériques* et *planes*. Les lentilles *cylindriques, paraboliques* présentent, au reste, des résultats analogues. En combinant la courbure sphérique et la surface plane, on obtient six sortes de lentilles.

Figures 8 9 10 11 12 13

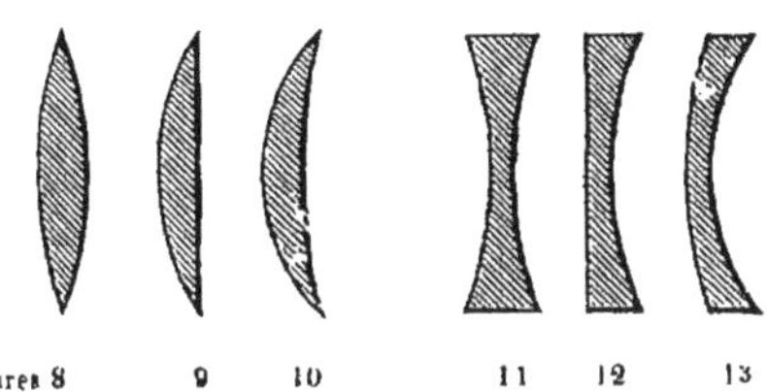

Fig. 8. *Lentille bi-convexe.* *Fig.* 9. *Lentille plano-convexe.* *Fig.* 10. *Ménisque convergent.*	Verres convergents.
Fig. 11. *Lentille bi-concave.* *Fig.* 12. *Lentille plano-concave.* *Fig.* 13. *Ménisque divergent.*	Verres divergents.

Les trois premières à bords tranchants sont *convergentes,* les trois autres à bords plus épais que le centre sont *divergentes.*

L'*axe principal* d'une lentille est la ligne A B (*fig.* 14)

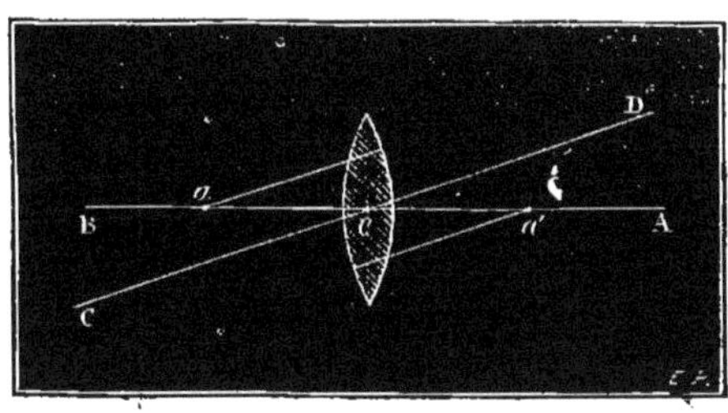

Fig. 14.

qui passe par les centres de courbure, *a, a'*, de ses deux surfaces sphériques.

Si la lentille est plano-convexe ou plano-concave, l'axe principal est la perpendiculaire abaissée du centre de

courbure B de la surface sphérique sur le plan (*fig.* 15 et 16). Pour les ménisques, la définition de l'axe principal

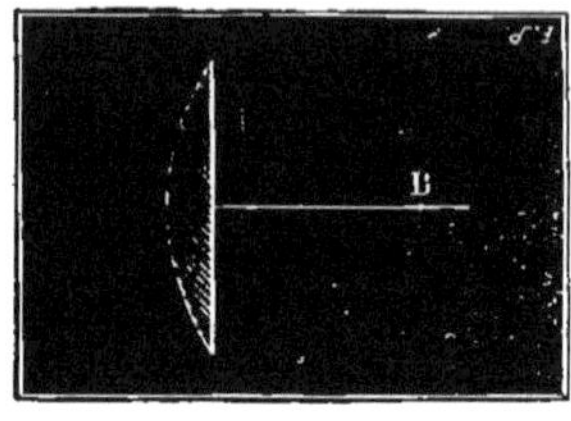

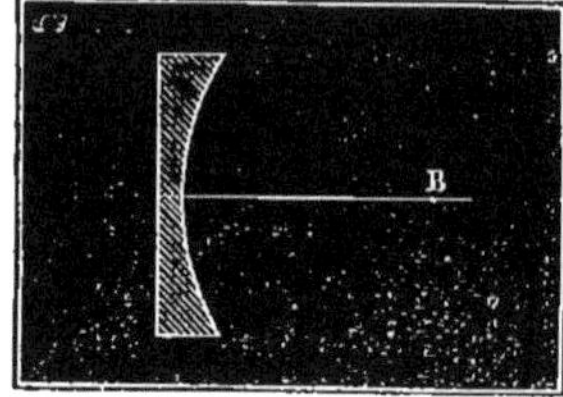

Fig. 15.   Fig. 16.

est la même que pour les lentilles bi-convexes ou bi-concaves.

On appelle *axe secondaire* la ligne C D, qui en passant par le centre optique *c* de la lentille (*fig.* 14), ne passe point par ces centres de courbure, *a a'*.

Dans les lentilles convexes, les faisceaux qui les traversent vont se réunir en un point unique qu'on nomme *foyer* (1).

---

(1) C'est cette propriété des lentilles de réunir les rayons en un point unique qui fait enflammer la poudre du canon des cadrans solaires. C'est le phénomène qui se produit au foyer des miroirs concaves exposés à une source de chaleur ou de lumière très-éloignée, ce qui leur a fait donner le nom de miroirs ardents.

Cette faculté de réunir tous les rayons parallèles en un point unique n'est rigoureusement vraie que pour les rayons A C, A' C', voisins de l'axe (*fig.* 17). Les rayons A B, A' B' vont se réunir en un point D, situé en deçà du foyer F, et leur prolongement va former à ce point des cercles de diffusion qui détruisent la netteté et l'éclat de l'image formée en F par les rayons voisins du centre. Cette imperfection, la plus difficile à éviter dans les instruments d'optique, s'appelle *aberration de sphéricité ;* les diaphragmes dont sont munis ces appareils corrigent cette imperfection, mais en

Il y a trois sortes de foyers, savoir : le *foyer principal*, le *foyer conjugué* et le *foyer virtuel*.

---

même temps qu'ils augmentent la netteté, il est aisé de voir qu'ils diminuent la lumière.

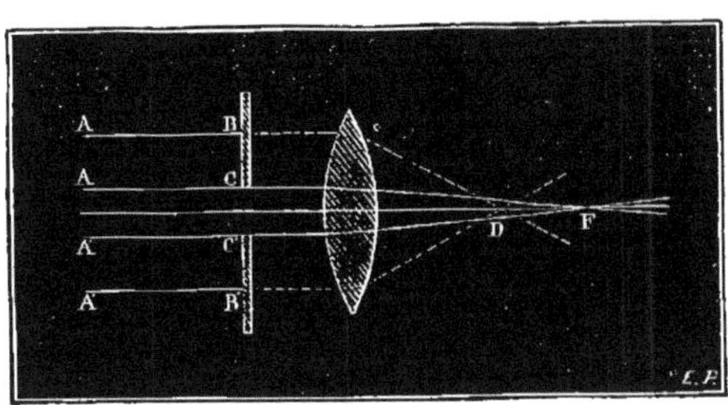

Fig. 17.

Tous les miroirs et toutes les lentilles sphériques dont l'étendue est disproportionnée avec le rayon de courbure ont une forte aberration de sphéricité.

Ajoutons de suite, pour ne pas avoir à y revenir, que la *réfraction* dans les lentilles est toujours accompagnée d'un phénomène de coloration, qui est dû, comme dans les prismes, à la décomposition de la lumière blanche. Ce phénomène a reçu le nom de *dispersion*. Ce pouvoir n'est pas toujours proportionné au pouvoir *réfringent ;* c'est la différence de ces deux pouvoirs qui a conduit à la découverte de l'*achromatisme*.

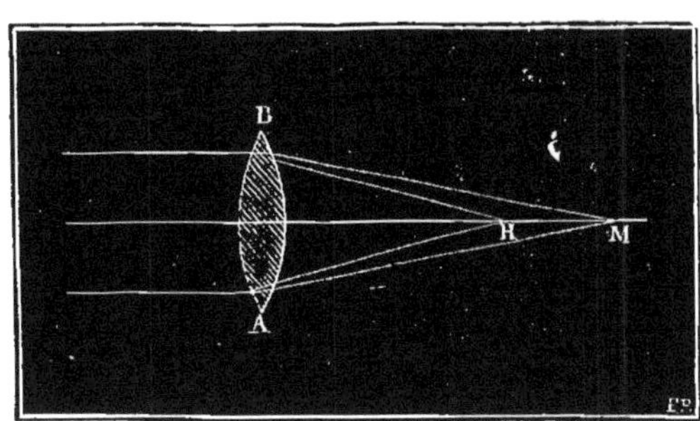

Fig. 18

Si une lentille bi-convexe A B (*fig.* 18), reçoit un faisceau de

Soient les rayons parallèles (*fig.* 20), émanant d'un objet

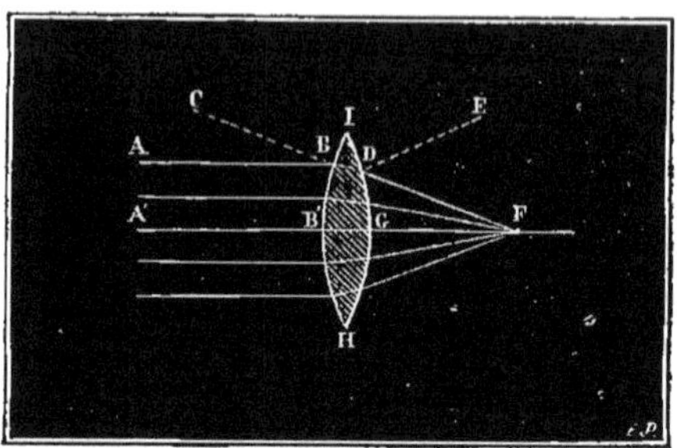

Fig. 20.

situé à l'infini, ou au moins qui, à cause de sa grande dis-

lumière blanche, il sera décomposé : les rayons rouges, qui sont les moins réfrangibles, iront faire leur foyer en M, et les rayons violets, qui sont les plus réfrangibles, iront se réunir en H. Dans l'intervalle M H, les rayons intermédiaires se rangeront suivant leur ordre de réfrangibilité. Ce défaut des lentilles est désigné sous le nom d'*aberration de réfrangibilité*. On comprend que si l'on adapte derrière la lentille convergente de *crown*, une lentille

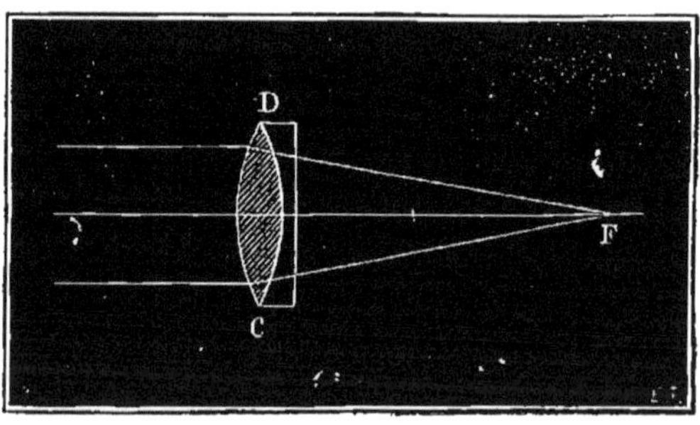

Fig. 19.

en *flint-glass* C D (*fig.* 19) pas assez divergente pour détruire

tance, puisse être considéré comme tel, venant à rencontrer la première surface de la lentille, ils seront réfractés d'autant plus qu'ils sont plus près des bords, et ils iront tous, pourvu que la surface H B′ B ne soit pas trop étendue, concourir en un point F, situé sur l'axe qu'on appelle *foyer principal*. En effet, si nous considérons en particulier le rayon A B, on voit, sur la figure, qu'au point d'incidence B il se rapproche de la perpendiculaire C B; puis au point d'émergence D, il s'écarte de la perpendiculaire D E;

---

l'effet convergent de la première, il y a, pour cette dernière, certaines courbes qui contre-balanceront la dispersion de la lentille de crown, et les lentilles combinées iront former une image incolore en un foyer unique F. Cette combinaison de deux lentilles est dite *achromatique*. La théorie de l'achromatisme, niée par Newton, fut trouvée par Euler; et Dollond, célèbre opticien anglais, en fit l'application en 1754, en construisant d'excellentes lunettes achromatiques, qui n'ont été égalées en France qu'au commencement de ce siècle par Cauchoix et par mon père. Depuis cette époque seulement, quelques opticiens français et allemands ont dépassé et de beaucoup les artistes anglais[*].

[*] Ce n'est pas sans surprise que nous avons lu récemment dans un excellent Traité de photographie de M. Robiquet : *Les images données par les lentilles de Dollond étaient légèrement rougeâtres....* Et plus loin, le même auteur cite Ramsden et Jecker comme les seuls opticiens qui sussent éviter ce défaut : *L'artifice consistait*, dit-il, *à colorer en vert leur flint et leur crown par quelques traces d'oxide de chrôme.*

D'abord, en Angleterre, *jamais* Ramsden n'a fait de lunettes supérieures à celles de Dollond; il en a fait un bien moins grand nombre, et il employait *les mêmes matières.* En France, M. Jecker, commerçant fort honorable du reste, n'a jamais construit, en fait de lunettes, que des cannes à longues vues; mais il construisait aussi des sextants très-ordinaires, c'était un mérite et *un mérite véritable;* car il était presque le seul alors en France qui en fabriquât. M. Robiquet a un nom qui l'oblige à ne pas amoindrir les réputations scientifiques bien établies, et le nom de Dollond est une des gloires de l'Angleterre. Ce que nous lui disons ici, tout opticien français le lui répétera; et nous serions désolés qu'il interprétât mal notre observation.

chaque rayon, sauf le rayon A′ B′, situé sur l'axe et perpendiculaire à la surface H B′ B, subit donc deux réfractions. La distance G F s'appelle toujours, dans le cas qui
nous occupe, *distance focale principale;* elle varie suivant
les rayons de courbure de la lentille et aussi suivant son
pouvoir réfringent. La distance focale des lentilles biconvexes et bi-concaves à courbures égales, en glace,
est à très-peu près la même que le rayon de courbure
des surfaces. Si la lentille est en flint-glass, le foyer sera
plus court; il sera d'autant plus court que le flint sera
plus dense. Si la lentille était en cristal de roche, la
distance focale serait plus courte que dans une lentille
en glace.

Quand l'objet O (*fig.* 21) est situé au delà du foyer F

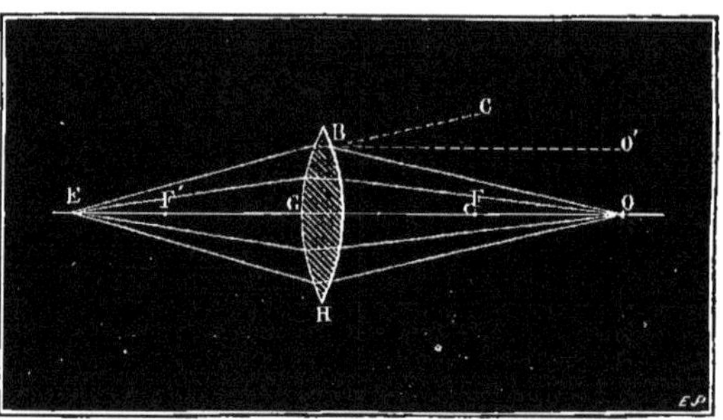

Fig. 21.

de la lentille, mais pas assez éloigné pour envoyer des
faisceaux parallèles, il envoie des faisceaux divergents;
il est facile de voir que l'angle O B C, formé par le rayon
divergent O B, avec la normale B C, est bien plus grand
que celui O′ B C, qui résulte, comme dans le cas précé-

dent, d'un rayon parallèle; ce rayon O B se rapproche
donc moins de la normale; aussi, après s'être réfracté, va-
t-il couper l'axe en un point E plus éloigné que F. Il en sera
de même pour tous les autres rayons de la même figure.
La distance E G s'appelle *foyer conjugué*. Il est évident,
d'après cela, que plus l'objet est rapproché de la lentille,
plus le foyer conjugué s'en éloigne; puis, quand il coïncide avec le foyer principal F (*fig.* 20), les rayons émergents situés du côté opposé de la lentille sortent parallèles.

Si l'objet est situé entre la lentille bi-convexe et son
foyer principal, il donne lieu à un *foyer virtuel*. Soit O,
l'objet (*fig.* 22), il envoie sur la lentille des rayons bien

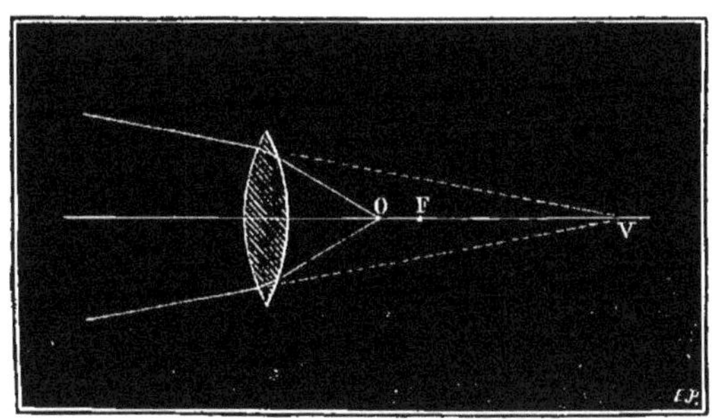

Fig. 22.

plus divergents que dans les deux exemples précédents.
Aussi, au lieu d'être parallèles en sortant de la lentille,
ils sont encore divergents; ils ne peuvent donc former
aucun foyer de ce côté; mais, étant prolongés en sens
contraire, ils rencontrent l'axe en un point V, qu'on
appelle *foyer virtuel*.

Dans les trois cas que nous venons d'examiner, nous avons supposé, pour la formation du foyer, un seul point lumineux; les choses se passeront exactement de même si on veut se faire une idée de l'image d'un objet. La *fig.* 23, dans laquelle on n'a indiqué que trois rayons,

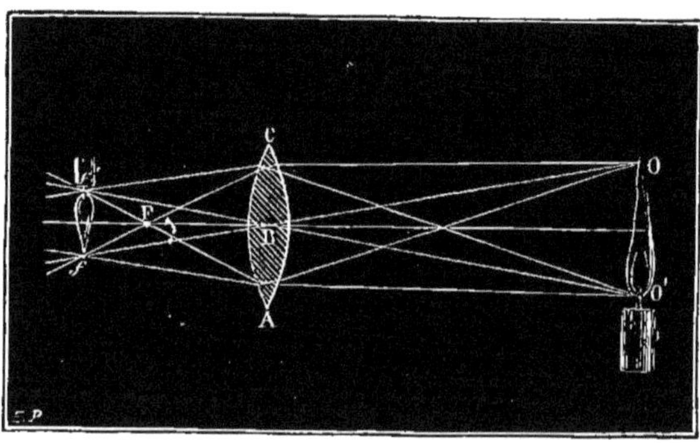

Fig. 23.

pour ne pas la surcharger, fera suffisamment comprendre ce qui a lieu pour chaque point de l'objet. Soit A B C la lentille convergente, l'objet O O′, placé bien au delà du foyer principal, envoie des rayons presque parallèles. Si du point O, extrémité supérieure de l'objet, on mène l'axe secondaire O *f,* il est aisé de voir que le foyer du faisceau émis par le point O sera, d'après ce qu'on a vu précédemment et comme le montre la figure, en *f;* puis les rayons divergeront ensuite. On voit que le point *f* est situé un peu au delà de F, foyer principal; et que l'image se forme après le croisement des axes des faisceaux, ce qui fait que l'image est renversée. Les choses se passeront de même pour O′, autre extrémité de l'image, et il est facile d'imaginer une construction analogue pour tous les points intermédiaires. L'image renversée *ff'* sera visible si on la reçoit sur un carton blanc ou sur une glace dépolie; réciproquement, si *ff'* était un objet lumineux, son image irait se former en O O'.

Si l'on résume ce que nous avons dit des lentilles convergentes, on voit que, quand l'objet est très-éloigné, il va faire une petite image renversée très-rapprochée et un peu au delà du foyer principal (*fig.* 21). A mesure que l'objet se rapproche du verre et de son foyer, l'image va se former plus loin et devient plus grande. Quand l'objet est à une distance double de la distance focale principale, l'image a des dimensions égales à celles de l'objet. S'il continue à s'approcher du foyer principal, l'image toujours renversée continue à s'éloigner et devient plus grande. Quand l'objet coïncide avec le foyer (*fig.* 20), il n'y a plus d'image; les rayons émergents étant parallèles ne se rencontrent pas (1). Enfin quand l'objet est entre le foyer principal et la lentille (*fig.* 22), l'image sera du même côté que l'objet; elle ne sera pas renversée et le foyer alors sera virtuel; l'image sera d'autant plus amplifiée que l'objet sera plus près du foyer principal et que la lentille aura de plus petits rayons de courbure. Les loupes, les microscopes simples sont des lentilles employées de cette façon.

Dans les lentilles concaves, quelle que soit la distance des objets, les foyers sont toujours virtuels. Soit un faisceau de rayons parallèles à l'axe, les rayons A B A′ B′

---

(1) Les phares envoient à l'horizon des faisceaux de lumière qui sont presque parallèles.

(*fig.* 24) seront réfractés aux points d'incidence B B'; ils

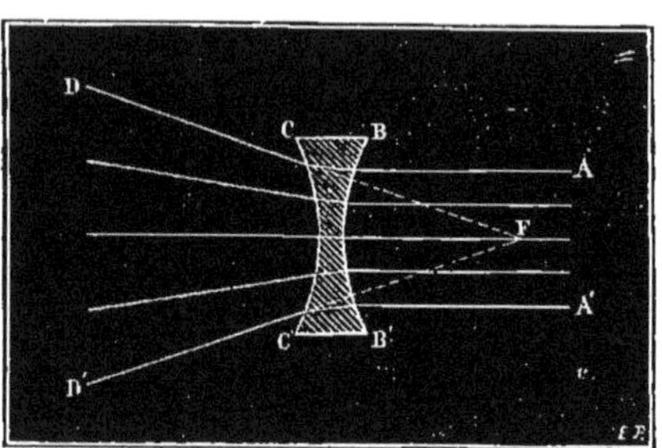

Fig. 24.

le seront encore aux points d'émergence C C'. Ils formeront donc, après avoir traversé la lentille, un faisceau divergent, C D C' D', dont les rayons prolongés iront se réunir en un point F, qui est le foyer virtuel.

II.

DE LA VISION.

DESCRIPTION DE L'ŒIL.
MARCHE DES RAYONS DANS L'ŒIL. — DES YEUX MYOPES ET PRESBYTES.
— DISTANCE DE LA VISION DISTINCTE. —
DE LA FACULTÉ D'ACCOMMODATION.

DESCRIPTION DE L'ŒIL.

L'œil humain (*fig.* 25) a la forme d'un globe proémi-

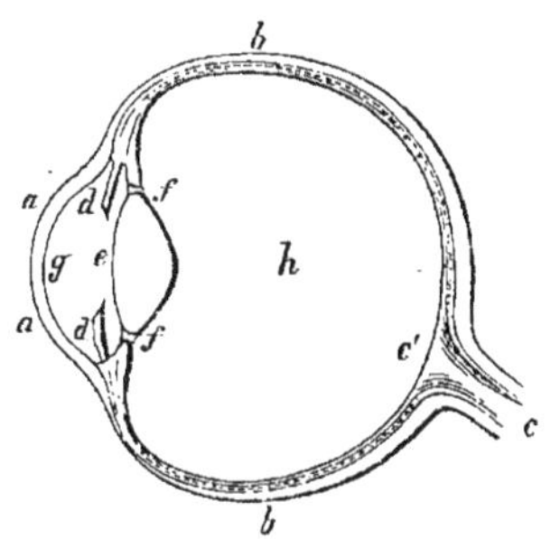

Fig. 25.

nent à sa partie antérieure. Il est maintenu dans une cavité osseuse, nommée *orbite,* par les muscles qui le font mouvoir. Les sourcils et les paupières garnis de cils servent à le préserver.

La *cornée a a* est la membrane transparente située à la partie antérieure; elle est taillée en biseau à sa circonférence et s'enchâsse dans la sclérotique ou cornée opaque.

La *sclérotique b b* forme le blanc de l'œil; cette membrane enveloppe, comme une coque, toutes les parties du globe. Elle est tapissée, depuis le fond de l'œil, par une membrane vasculaire, appelée la *choroïde*, enduite d'une matière noirâtre, et dont le rôle est d'absorber les rayons qui nuiraient à la vision. La sclérotique présente en avant une ouverture dans laquelle est enchâssée la cornée *a a*, et en arrière une autre ouverture dans laquelle passe le nerf optique *c c'*.

Au point où la cornée s'enchâsse dans la sclérotique se trouve l'*iris d d;* c'est la partie colorée de l'œil. Quelques-uns la considèrent comme une transformation de la choroïde. Elle est percée d'une ouverture qu'on nomme *pupille*. Les différentes colorations de l'iris sont dues, suivant quelques anatomistes, à la quantité de pigment déposée à sa face postérieure, qui prend le nom d'*uvée*. Suivant M. Béclard, la coloration des yeux tiendrait à un arrangement particulier d'autres molécules de pigment, car l'iris des yeux bleus, verts, noirs et autres, offre à la surface postérieure le même aspect.

L'absence complète de pigment derrière l'iris cause l'albinisme. L'iris est opaque, adhérent par sa circonférence, libre et contractile par l'ouverture qui forme la pupille; on sait en effet que la pupille se contracte à une vive lumière, et qu'elle se dilate dans l'obscurité. Chez l'homme, la pupille est circulaire; chez d'autres animaux, elle est allongée dans le sens vertical; chez les ruminants, elle est dans le sens horizontal.

L'expérience ci-dessous (1) fait comprendre le rôle véritable de la pupille dans l'acte de la vision, en même temps qu'elle montre que l'œil est l'instrument d'optique le plus parfait et le plus merveilleux.

Derrière l'iris se trouve le *cristallin f f;* il est enchâssé dans une capsule transparente comme le cristal, appelée *capsule cristalloïde,* qui adhère elle-même à la sclérotique et à la choroïde par une sorte d'anneau qu'on appelle *cercle* ou *procès ciliaires.* Le cristallin a la forme d'une lentille; le rayon de courbure de la surface postérieure est plus court que celui de la face antérieure. C'est près de la première que se trouve le centre optique de l'œil. Le cristallin est formé de lamelles transparentes, d'autant plus réfringentes et plus courbes qu'elles sont plus près du

---

(1) « Faites sur une carte une ouverture *un peu plus petite seulement* que la pupille; appliquez cette carte aussi près que possible du globe de l'œil, et observez successivement des objets placés à des distances *diverses.* Vous distinguerez également bien les objets, et cependant vous avez remplacé la pupille par une ouverture invariable. Cette simple expérience vous apprendra encore le véritable rôle de la pupille dans la vision. Lorsque vous regardez par l'ouverture de la carte, les objets éloignés ne perdent pas de leur *configuration,* qui reste nette; mais ils perdent beaucoup de leur *clarté.* Le but de la dilatation de la pupille dans la vision des objets éloignés, c'est de suppléer à la diminution dans la clarté des objets. La clarté des objets s'affaiblit en effet nécessairement avec leur éloignement; car la proportion des rayons lumineux envoyés à l'œil par l'objet diminue en proportion de la distance. » ... « Cela est si vrai, que si l'œil se fixe sur un objet très-éloigné, qui est en même temps très-lumineux, la pupille, loin de se dilater, se contracte, et réciproquement. » (Béclard, *Physiologie humaine,* 1856.)

2.

centre (1). Le cristallin divise l'œil en deux parties ou *chambres*. La partie antérieure *g* contient l'*humeur aqueuse*, qui est renfermée entre la cornée et la capsule cristalloïde; la partie postérieure *h*, d'une plus grande capacité, renferme un liquide qui porte le nom d'*humeur vitrée* ou *corps vitré*. Le corps vitré remplit l'espace entre la capsule cristalloïde et la rétine; il est renfermé dans une membrane nommé *hyaloïde*, laquelle tapisse toute la face antérieure de la rétine et donne naissance à une seconde membrane plissée comme une collerette et qui vient, par l'intermédiaire de ces plis, s'attacher à la capsule cristalloïde.

La *rétine* est l'appareil sensitif; elle est formée par l'épanouissement du nerf optique *c'*. C'est sur la rétine, membrane transparente, que viennent se peindre les images des objets, et c'est par le *nerf optique* que la sensation est transmise au cerveau.

La cornée, l'humeur aqueuse, le cristallin et l'humeur vitrée forment donc l'appareil dioptrique de l'œil. Tous ces corps ont des pouvoirs réfringents et dispersifs différents les uns des autres; c'est ce qui fait que l'œil normal est achromatique (2).

---

(1) Dans les lentilles bi-convexes, les rayons qui frappent les points voisins de la circonférence vont se réunir en deçà du foyer formé par les rayons qui traversent la partie centrale; c'est ce qu'on appelle l'*aberration de sphéricité*. A cause de sa remarquable disposition, le cristallin est exempt de ce défaut.

(2) Opinion contestée par plusieurs physiciens.

MARCHE DES RAYONS LUMINEUX DANS L'ŒIL.

Quoique les anciens eussent des notions fort étendues sur la partie physiologique de l'organe de la vue, il est remarquable que l'explication physique de la marche des rayons lumineux dans l'œil par Kepler suivit de près, au seizième siècle, la découverte de la *chambre obscure* par Porta. Depuis la merveilleuse découverte de Niepce et de Daguerre, il n'est personne qui ne connaisse cet instrument. Nous allons en peu de mots faire comprendre l'analogie frappante qui existe entre cet appareil et l'œil humain.

La pupille plus ou moins dilatée de l'œil remplit l'office de diaphragmes plus ou moins ouverts placés en avant de l'objectif; la partie postérieure de l'iris, complétement noire, ainsi que la choroïde, empêche les réflexions intérieures qui viendraient détruire la netteté des images; aussi a-t-on soin de noircir l'intérieur de la chambre noire. Le cristallin correspond à la lentille objective; enfin la rétine *a b* (*fig.* 26), sur laquelle viennent se peindre les images, est la glace dépolie de la chambre noire. Si donc, on veut se rappeler ce qui se passe dans une lentille convergente, qui n'est autre qu'un objectif de chambre noire primitive, on verra que le phénomène de la vision est exactement le même. En effet, soit un objet A B (*fig.* 26), placé à distance de l'œil, des rayons émis par le point A, les uns arriveront sur la sclérotique ou blanc de l'œil, d'autres sur l'iris, après avoir traversé la cornée et l'humeur aqueuse; mais la plus grande partie du faisceau lumineux ne pouvant pénétrer la cornée et l'iris qui sont opaques, nous n'avons à nous occuper que des rayons assez rapprochés du centre pour pénétrer à travers l'ouverture de la pupille. Ces rayons, déjà réfractés par l'humeur aqueuse, tombent sur le cristallin, qui est beaucoup plus dense que les deux milieux qui l'environnent ; ils sont donc réfractés de nouveau à leur entrée et à leur sortie dans l'humeur vitrée, comme s'ils avaient traversé une lentille bi-convexe, et vont enfin, dans un œil bien conformé, produire sur la rétine une petite image renversée *a*.

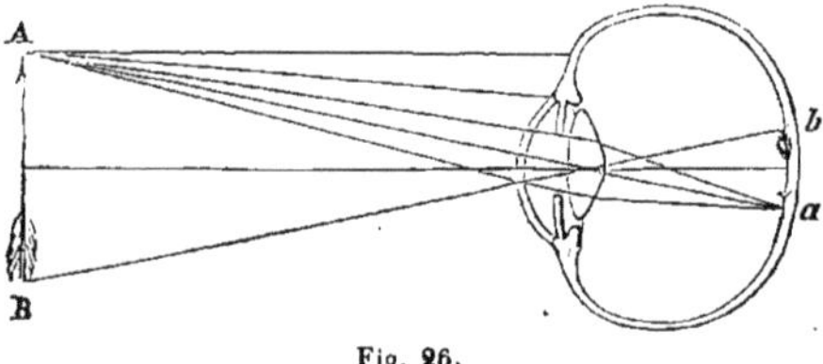

Fig. 26.

Il est évident que les rayons émanant du point B iront également peindre au fond de l'œil le point *b ;* l'image renversée *a b* sera complète et de tous points semblable à A B (1).

---

(1) On peut rendre le phénomène évident en plaçant, à l'ouverture d'un volet, un œil de bœuf dont on a aminci la sclérotique. En se plaçant derrière cet œil et en mettant en avant une bougie ou un autre corps vivement éclairé, on distinguera assez nettement sa petite image renversée.

Mon père a fait construire le premier des yeux artificiels en ivoire, dans lesquels les principaux corps et membranes étaient représentés. Nous avons perfectionné cet appareil en 1845, en donnant à chaque pièce des dimensions doubles et des densités analogues à celles de l'œil humain ; l'humeur vitrée était remplacée par une masse de crown-glass, le cristallin par du flint très-dense ; en retirant la sclérotique et la choroïde, on voyait très-nettement sur la rétine les images renversées de tous les objets lumineux ;

DES YEUX MYOPES ET PRESBYTES.

Nous venons de voir que, dans un œil bien conformé, les rayons lumineux émis par les objets extérieurs allaient, après avoir traversé le globe de l'œil, former, *juste* sur la rétine, une petite image renversée de ces mêmes objets ; il n'en est pas de même si l'œil est myope.

En général, les personnes atteintes de myopie ont le cristallin, la cornée et la sclérotique proéminents ; elles ne distinguent pas de loin ; et, pour voir nettement les petits objets, elles sont obligées de les rapprocher à moins de 25 centimètres, distance de la vision distincte pour une bonne vue. Plus la myopie est prononcée et plus cette distance se raccourcit, quelquefois même jusqu'à 3 ou 4 centimètres : de là le nom de vue basse, vue courte, vue myope. Les pouvoirs d'un œil myope étant trop réfringents, l'image des objets extérieurs va se former dans l'œil en deçà de la rétine, en F′ (*fig.* 27). Il est donc né-

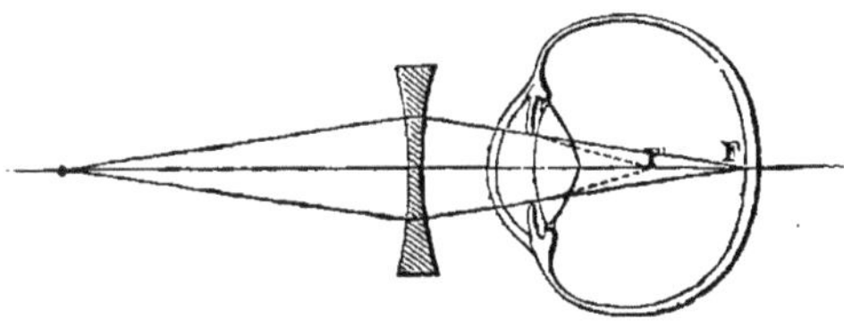

Fig. 27.

cessaire, pour reporter cette image plus loin, d'employer

---

l'humeur aqueuse seule manquait. Ce modèle se trouve actuellement dans presque tous les cabinets de physique.

Le docteur Auzou a fait une magnifique reproduction de l'œil humain, qui fait partie de sa collection clastique.

un verre concave ou divergent qui allonge le foyer, et qui, s'il est bien approprié à la vue, le portera sur la rétine, en F. La myopie existe surtout chez les personnes qui se livrent à des travaux délicats sur de petits objets. En général, la myopie diminue avec l'âge; mais elle peut augmenter si l'on se laisse aller à employer des verres de plus en plus forts. Dans les campagnes, où l'homme ne fixe ses regards que sur des objets éloignés, on rencontre très-peu de vues basses.

Les presbytes ont une vue opposée à celle des myopes; leur cornée et leur cristallin se sont aplatis avec les années. L'opération de la cataracte, qui supprime le cristallin, rend fortement presbyte. Les signes apparents du presbytisme sont encore plus incertains que ceux de la myopie; cependant, dans le plus grand nombre de cas, la cornée est aplatie, le globe est peu volumineux. Dans l'œil presbyte, l'image, au lieu de se former en avant de la rétine, va former son foyer au delà, en dehors du globe de l'œil, en F (*fig.* 28). C'est donc par l'emploi d'un verre

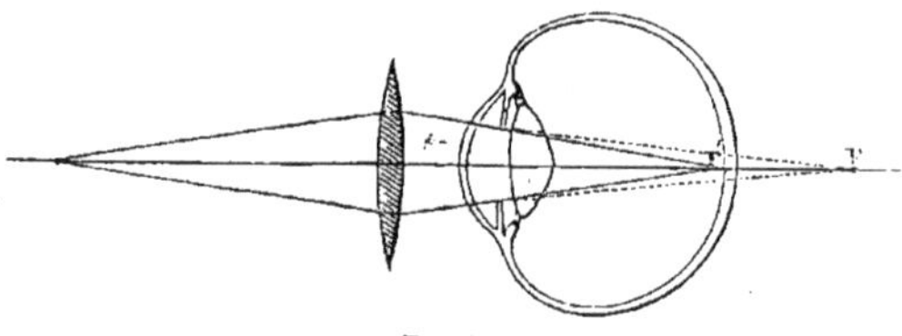

Fig. 28.

convergent ou convexe qu'on ramènera le foyer à sa véritable place en F'.

Nous avons seulement voulu faire comprendre ici en quoi les yeux myopes et les yeux presbytes diffèrent des yeux bien conformés. On trouvera, aux chapitres V, VI et VII, des détails plus circonstanciés sur ces deux affections, et plusieurs avis qui, nous l'espérons, seront de quelque utilité aux personnes qui portent des besicles.

DISTANCE DE LA VISION DISTINCTE·(1).

On appelle *distance de la vue distincte* la distance à laquelle chaque personne tient un livre imprimé en caractères moyens pour les distinguer *le plus nettement possible.* Cette distance varie énormément, puisque le myope tient le livre à quelques centimètres, tandis que le presbyte peut l'éloigner à plus d'un mètre; elle varie encore si l'examen porte sur des caractères plus ou moins petits; enfin la *faculté d'accommodation*, très-développée dans certaines vues normales, empêche de la préciser avec exactitude. Cependant les physiciens, qui journellement ont besoin pour une foule d'expériences d'avoir une mesure constante, sont aujourd'hui à peu près d'accord d'adopter le nombre de 25 centimètres pour exprimer la *distance de la vision parfaite* d'une vue normale ou moyenne. Cette distance n'est certainement pas la plus commode pour les travaux de cabinet, puisque le corps est fortement

---

(1) M. Trouessart, dans un ouvrage plein d'érudition sur la partie tout à la fois historique et scientifique de l'organe de la vision, a proposé d'employer l'expression *distance de la vision parfaite.* Nous la croyons en effet préférable, et nous nous en servirons souvent.

courbé ; pour une personne de taille ordinaire, il faut au moins 30 à 35 centimètres.

FACULTÉ D'ACCOMMODATION DE L'ŒIL
AUX DIFFÉRENTES DISTANCES.

L'œil normal possède une faculté que n'a aucun instrument d'optique, c'est de s'ajuster de manière à voir, avec une netteté parfaite, à une distance moyenne, rapprochée ou éloignée. Cette faculté d'*adaptation* a été attribuée à des changements que subit le diamètre de l'œil, à des modifications de courbure des deux faces du cristallin (1), à une contraction qui le porte en avant ou en arrière, à des mouvements de la rétine. M. Pouillet admet que la pupille s'ouvrant davantage quand on regarde les objets éloignés, les rayons qu'ils envoient traversent les bords du cristallin qui ont le moindre pouvoir réfringent, et que, pour les objets les plus rapprochés, la pupille se contractant, ceux-ci sont vus par la partie centrale. Enfin,

---

(1) Crammer et Helmotz ont confirmé, par des expériences très-ingénieuses, faites à l'aide de l'ophthalmoscope, expériences qui permettaient d'apprécier un centième de millimètre, que les images d'une bougie, réfléchies dans différentes parties de l'œil, ont des dimensions variables, suivant que l'œil regarde des objets rapprochés ou éloignés, et ils en ont conclu que, quant au cristallin, sa face postérieure, quoique ne se déplaçant pas, devient plus convexe à mesure que l'objet s'approche de l'œil, ce qui est conforme aux lois de l'optique. Avant eux, Sanson et Purkinge avaient avancé le même fait.

MM. Magendie et de Haldat se sont assurés, à l'aide d'expériences faites sur un œil complet et sur le cristallin seul, que les images des objets éloignés ou rapprochés avaient une égale netteté.

Ajoutons que la plupart des physiologistes, tout en avouant l'obscurité qui règne encore sur l'explication satisfaisante de cette faculté, l'attribuent à des changements intérieurs dans les différentes parties du globe oculaire.

Une personne qui a une bonne vue voit distinctement de très-petits objets, des caractères très-fins, par exemple entre 10 et 40 centimètres; en deçà et au delà il y a manque de netteté, à cause des cercles de diffusion produits par les rayons lumineux qui se croisent en deçà et au delà de la rétine. Cette étendue de 10 à 40 centimètres exprime les *limites*, la *puissance* ou le *champ d'accommodation* pour une vue normale. Si les objets sont plus gros, on les verra distinctement de plus loin, et les limites d'accommodation seront plus étendues.

Les limites d'accommodation sont, en général, d'autant plus restreintes que la vue est plus basse; en effet, les yeux les plus myopes ne peuvent distinguer les très-petits objets qu'à des distances variant de quelques centimètres. Chez les presbytes, elles sont plus étendues. Plus les occupations d'un individu le forcent à regarder du matin au soir à la même distance, plus les limites d'accommodation seront petites pour cet individu; plus il aura d'occasions de s'exercer à voir à des distances variées, plus la faculté d'adaptation sera développée.

On a vu que la distance de la vision parfaite varie, non-seulement suivant la vue de chaque individu, mais aussi suivant la finesse de l'objet qu'on regarde ; si l'on voit à 15 centimètres les caractères les plus fins, on éloignera un peu plus si les caractères sont plus gros ; or, quand on regarde à une très-petite distance, les muscles droits internes des deux yeux se contractent et les yeux convergent vers cette distance rapprochée, c'est ce qu'on appelle le *mesoroptre musculaire*. Les yeux forment alors la base d'un triangle dont l'objet regardé est le sommet. Il y a donc dans l'acte de l'accommodation deux faits bien distincts : 1° l'adaptation de chaque œil pour la vision parfaite à une distance d'autant plus rapprochée que les objets sont plus petits, et 2° l'action musculaire qui fait d'autant plus converger chaque œil que l'objet est plus rapproché.

Il est facile, d'après ce qui précède, de se rendre compte de la fatigue que ressentent les presbytes et les myopes lorsque la nature de leurs occupations les oblige à fixer attentivement de très-petits objets ; et de quelle importance sont les règles hygiéniques qui leur seront prescrites plus loin avec détail, règles qui consistent à interrompre souvent leur travail pour regarder de gros objets éloignés.

Si l'œil normal a la faculté de voir nettement à toutes les distances, il ne voit pas *simultanément* à toutes ces distances. C'est un phénomène dont on peut s'assurer en fixant un objet rapproché et en reportant les regards dans la même direction, sur un autre objet éloigné. On peut voir les deux objets nettement, mais l'un après l'autre, et l'on peut remarquer que ce n'est pas sans un effort pénible que les yeux se portent de l'un à l'autre. Il se passe donc dans le globe oculaire une modification qui lui permet de voir successivement chacun des deux objets avec plus de netteté.

M. Sichel pense que la diminution ou la perte de la faculté d'accommodation est la cause de la myopie et de la presbytie extrêmes, et celle des maladies qui suivent l'usage mal réglé et l'abus des lunettes, c'est-à-dire, en première ligne, l'amblyopie, l'amaurose, la myodopsie, etc. (1). Parmi un assez grand nombre d'autres propriétés remarquables de l'organe de la vision, nous ne ferons que citer celle de voir droits les objets qui font une image renversée dans le fond de l'œil, question qui a vivement préoccupé les philosophes et les physiologistes; et celle non moins remarquable de ne voir qu'un objet avec les deux yeux. Ces sujets sont trop en dehors de notre sujet pour nous y arrêter (2).

---

(1) Leçons cliniques sur les lunettes.

(2) L'*Optique* de Smith contient des notes extrêmement étendues du docteur Jurin et autres savants, sur la vision distincte et autres questions non moins intéressantes d'optique et de physiologie.

III.

DU CHOIX ET DU TRAVAIL DES VERRES.

DU CHOIX DE LA MATIÈRE.
— DU TRAVAIL DES VERRES. — DES MEILLEURES COURBURES. —
DU FOYER ET DES NUMÉROS DES VERRES.
DES VERRES COLORÉS.

DU CHOIX DE LA MATIÈRE.

L'invention des verres de lunettes remonte au treizième siècle. Deux Italiens, Armati de Florence et le P. Spina de Pise, se disputent l'honneur de cette découverte, l'une des plus utiles à l'humanité (1).

Disons d'abord quelques mots des différents défauts que présentent les matières employées à la construction des verres de lunettes. Ces défauts sont de deux sortes : ils consistent en fils ou stries qui sont dans l'intérieur et qui proviennent d'un mélange imparfait des substances employées à la fabrication. Ces défectuosités, difficiles à apercevoir même avec de bons yeux, sont des plus graves. L'autre défaut consiste en de très-petites bulles d'air ou

____

(1) Le premier fut, il paraît, le véritable inventeur, mais il mourut sans communiquer son secret, et le P. Spina parvint de son côté à construire des lunettes rien que par ce qui lui en avait été dit. Pour plus de détails, consultez l'*Histoire des Mathématiques* de Montucla, détails reproduits depuis par un auteur qui n'en a pas même indiqué l'origine.

encore un grand nombre de petits points blancs presque imperceptibles sans le secours d'une loupe; leur présence est due à une fusion incomplète; quoiqu'ils soient moins nuisibles que les fils, les verres de bonne qualité doivent en être complétement exempts.

A pureté égale dans les matières employées, on devra donner la préférence à celle qui a le moindre pouvoir dispersif (1). Le *cristal de roche* ou *quartz,* que les Anglais appellent *pebles* ou *verre de cailloux,* a un très-faible pouvoir dispersif, et il a, sur toutes les autres substances, l'avantage d'être d'une dureté telle, qu'il ne se raye presque jamais; les besicles armées de verres en quartz peuvent donc être mises sans étui dans la poche, sans que pour cela le poli des verres en soit altéré. Le quartz ne prend pas non plus l'humidité, comme certains verres français et belges. Nous venons de dire les avantages, voici les inconvénients qu'il présente : Étant doué de la *double réfraction* (2), le quartz employé à la fabrication des verres doit être scié perpendiculairement à l'axe du cristal; cette condition doit être rigoureusement observée, car, si elle ne l'est pas, quoique les verres ne fassent pas voir les objets doubles, il n'en résulte pas moins un trouble fort

----

(1) Voyez page 9.

(2) Quand un faisceau lumineux en pénétrant à travers une substance se sépare en deux faisceaux inégalement réfractés, on dit que la substance est douée de la *double réfraction.* Tous les cristaux dont la forme primitive n'est ni un cube ni un octaèdre régulier, sont *biréfringents ;* celui d'entre eux dans lequel le phénomène s'observe le plus facilement est le *spath d'Islande.* En effet, tous les corps vus à travers paraissent doubles.

gênant et très-préjudiciable à l'organe si délicat de la vision. Le quartz, comme les verres fabriqués, a quelquefois, avec l'apparence d'une grande pureté, des fils fins et des neiges imperceptibles qui nuisent beaucoup aux yeux : or, comme souvent ces défauts ne s'aperçoivent qu'après le travail, travail assez coûteux à cause de la dureté du cristal, ces verres avant d'être mis en vente doivent être vérifiés à la loupe et avec le plus grand soin. Malgré les avantages incontestables que nous avons reconnus au cristal de roche, la difficulté de le bien tailler (1), sa rareté de plus en plus grande et surtout son prix élevé, sont autant de causes qui l'empêchent de devenir d'un usage général.

Quelques opticiens vendent des verres en *flint glass* (2) et, à cause de sa grande blancheur, ils les présentent

---

(1) La polarisation de la lumière donne un moyen de reconnaître si le verre est en cristal de roche. On le place entre deux tourmalines dont les axes sont croisés. L'obscurité fera place à un champ lumineux si le verre est en cristal. S'il est en glace ou en flint, le champ restera obscur. Si le verre en quartz est un peu épais et qu'on aperçoive des anneaux colorés concentriques vers la circonférence, c'est qu'il est taillé perpendiculairement à son axe; si les anneaux ont la forme d'hyperboles, c'est qu'il est mal taillé.

(2) Le verre divergent qui concourt à la formation des objectifs achromatiques des lunettes de spectacle et des longues vues est en *flint-glass* ou *cristal*. Si ce verre a un pouvoir dispersif plus grand que le crown-glass, il le doit à l'addition d'une certaine quantité de minium ou oxyde de plomb. Les beaux services de table en cristal, les lustres d'appartement doivent leur éclat à l'addition de cette matière. Le strass, qui décompose la lumière au point d'imiter le diamant, en contient une proportion encore plus forte.

comme supérieurs aux verres en *crown glass;* bien loin de leur être supérieurs, ils leur sont inférieurs sous tous les rapports : d'abord parce qu'ils ont un pouvoir dispersif plus considérable, ensuite parce qu'ils ont presque tous des stries nombreuses, enfin parce qu'ils se rayent très-facilement.

Le *crown glass* (1) ou glace est la matière presque exclusivement employée pour tous les verres de lunettes; ils doivent être exempts des défauts que nous avons signalés au commencement de ce chapitre. Quant à leur teinte toujours bleuâtre ou verdâtre, elle est si faible qu'elle a bien peu d'importance; cette teinte est même favorable aux personnes qui supportent difficilement une lumière éclatante, à celles qui lisent ou écrivent du matin au soir dans une pièce très-éclairée, soit directement, soit par réverbération, aux ouvrières qui travaillent dans le blanc avec les mêmes conditions de lumière, etc.

DU TRAVAIL DES VERRES.

La qualité de la matière employée est chose bien importante, mais la bonne exécution des surfaces est la première de toutes les conditions. Si les verres dits de Picardie, qui inondaient la France il y a quarante ans,

---

(1) Le crown-glass est le verre convergent (presque toujours extérieur) des objectifs achromatiques. Cette matière est à très-peu près semblable à celle de nos glaces d'appartement et au verre à vitres.

ont disparu, il se fabrique toujours énormément de verres qui, sans être aussi mauvais, laissent encore beaucoup à désirer. Il dépend du bon vouloir des marchands opticiens de les faire disparaître entièrement; il leur suffirait de n'acheter que des verres de bonne qualité, et bientôt après les fabricants négligents seraient obligés de mieux faire.

Les verres de besicles sont coupés par bandes au diamant sur des feuilles de verre dont la composition ne diffère de celle des vitres que par le choix des matières et par la durée un peu plus prolongée de la fonte; ce qui donne un verre plus fin, plus sec, exempt de points et de bouillons, c'est-à-dire moins susceptible de prendre l'humidité. Les bandes de verres sont coupées en carrés qu'on arrondit à la pince, ou bien découpées directement avec une tournette.

On a vu, au chapitre II, que les verres, soit pour myopes, soit pour presbytes, étaient des portions de sphères d'un rayon d'autant plus court qu'ils doivent être appliqués devant des yeux plus fortement atteints de presbytie ou de myopie.

Nous ne donnerons pas ici les anciennes méthodes imaginées pour travailler les verres (1); Newton, Huyghens, Euler, et une foule d'autres auteurs, moins illustres, mais excellents praticiens, ont décrit les procédés qu'ils employaient; de nos jours, la fabrication a subi de nombreuses modifications. Il y a peu de temps encore, on pensait que, pour avoir une courbure régulière, chaque

---

(1) *Optique* de Smith.

verre devait être travaillé isolément; cela n'est pas indispensable, surtout pour les verres à long foyer (1). Le travail des verres se fait sur des calottes épaisses en cuivre, convexes ou concaves, qu'on nomme bassins; les calibres en cuivre ou en verre qui servent à déterminer les courbures de ces bassins sont tracés au moyen d'un compas à verge.

On couvre la surface d'un bassin de disques de verre brut surmontés de molettes de ciment de poix, puis on place sur ces molettes un second bassin assez fortement chauffé pour qu'elles y adhèrent. On comprend que chaque verre est en contact avec le premier bassin, qu'il soit convexe ou concave. Le ciment étant refroidi, si l'on interpose un corps usant, chaque verre prendra, après un rodage plus ou moins long, la courbure du premier bassin.

Le rodage des verres s'obtient en mouillant convenablement le corps usant et en décrivant de petits arcs de cercle avec le bassin qui porte les verres, en ayant soin, pour ne pas altérer la courbure, de sortir circulairement d'une certaine quantité au delà des bords du bassin qui est fixe.

Ce premier rodage donne déjà aux verres la courbure qu'ils doivent avoir; on applique successivement, entre eux

---

(1) Quelques opticiens continuent à faire travailler isolément les verres de lunettes. Ce genre de fabrication revenant à un prix plus élevé, ils sont donc obligés de vendre leurs verres un peu plus cher; mais s'ils sont supérieurs, si peu que ce soit, qu'est-ce que cinquante centimes, un franc de plus même, pour une paire de verres qui généralement sert plusieurs années?

3.

et le bassin, des émeris de plus en plus fins, en continuant à roder comme nous avons dit plus haut, jusqu'à ce qu'on soit arrivé à l'émeri le plus fin, appelé *douci*. Ce dernier rodage, plus prolongé que les premiers, donne aux verres une demi-transparence; il ne reste plus qu'à les polir. Cette opération est la plus difficile et la plus délicate : on a successivement employé le cuir, la toile, le velours, le satin, la poix, etc.; aujourd'hui on emploie e drap fin ou un papier souple, de choix, non glacé ni satiné, en interposant pour produire le poli du peroxyde de fer pour le drap, et du tripoli pour le papier. On comprend qu'après le dernier rodage ou douci, s'il a été bien fait, la courbe du verre est d'une parfaite régularité ; il faut que l'opération du polissage soit exécutée avec assez de soin pour ne pas altérer la régularité de figure de la surface; pour cela, il faut une foule de précautions. Comme on doit employer une certaine force, si elle est trop grande, et que l'on tienne plus à aller vite qu'à bien faire, le poli attaquera des portions de la lentille avant d'autres, le centre avant les bords, les bords avant le centre, ou irrégulièrement; presque toujours ces irrégularités sont dues à l'élévation de température résultant de la rapidité du travail. Si l'opération du poli n'est pas arrêtée juste au moment voulu, la surface *forcée au poli*, surtout quand il est exécuté avec du gros drap, prendra l'aspect que les opticiens qualifient du nom de *chair*. C'est une imperfection facile à reconnaître; les verres qui ont ce défaut doivent être rejetés et peuvent être regardés aujourd'hui comme des verres très-communs. Après l'opération du poli, les verres sont détachés du ciment par un choc sec, et le travail de la seconde surface se fait exactement de la même manière que celui de la première.

Pour les plus longs foyers, le bassin peut porter 25 ou 30 verres; dans les foyers plus courts, le nombre ne doit pas dépasser 9 à 12 verres. A partir du n° 4, les verres doivent être travaillés à la main, c'est-à-dire isolément.

Malheureusement il existe des fabriques mues par une force motrice, dans lesquelles les blocs sont composés d'une centaine de verres; aussi tous ceux qui sont placés près de la circonférence ont-ils des courbures irrégulières; ces fabriques peuvent livrer au commerce jusqu'à 200 douzaines de paires de verres par jour! Le nombre total des verres fabriqués à Paris et dans un rayon peu étendu peut être porté à 800 paires.

Il y a vingt ans, tous ces travaux étaient exécutés par des ouvriers appelés blocqueurs. Aujourd'hui que l'optique a pris un énorme développement, surtout depuis dix ans, puisque les affaires ont augmenté en France dans la proportion de 1 à 60 (1), les moyens mécaniques ont été

---

(1) Puisque nous parlons du développement de l'optique en France, qu'on nous permette de rappeler ici nos droits de priorité pour l'explication et la correction des deux foyers dans les objectifs photographiques, perfectionnement qui, adopté depuis par tous les fabricants français, a porté, par année, la vente de ces objectifs à plus d'un million de francs. C'est donc avec une pénible surprise que, depuis, nous avons vu attribuer cette priorité à divers opticiens et photographes, priorité qui, selon les usages scientifiques et d'après les faits qui vont suivre, se trouve parfaitement établie *sans aucune contestation possible*, et sans qu'il

appliqués à ce travail, et s'ils sont loin d'être assez parfaits pour fabriquer des objectifs de lunettes longue-vue, on peut affirmer que les verres de besicles à *long foyer* fabriqués par ce procédé et *dans de bonnes conditions*, c'est-à-dire par ces fabricants honnêtes qui cherchent à bien faire, ne laissent presque rien à désirer.

La fabrication des verres à la main est presque identique à celle des verres au bloc; les verres obtenus par ce procédé sont excellents, parce que, à chaque instant, l'ouvrier surveille son travail; s'il se fait une petite raie à l'opération du douci, au poli même, il recommence la

---

soit nécessaire d'invoquer le souvenir de MM. Bertch, Bisson, Gaudin, Legray, Vaillat et autres photographes.

On sait que le 29 mai 1844, M. Claudet communiqua à l'Institut un fait qui fit une sensation profonde parmi tous les photographes. C'était la découverte du foyer chimique et du foyer apparent dans les objectifs de daguerréotype. Indiqué par un aussi habile opérateur, le fait fut observé et reconnu vrai par presque tous les photographes.

Le 28 *septembre* 1846 nous présentions à l'Institut l'explication de ce fait, et nous prîmes l'engagement de corriger tous les objectifs défectueux qui nous seraient apportés, et aussi celui de ne livrer que des objectifs à un seul foyer[*].

Ce fait, dû à un crown trop puissant ou à un flint qui produit une surcorrection, a été au surplus expliqué avec détails dans un Traité de photographie que j'ai publié en 1846 conjointement avec M. Secretan; nos titres d'antériorité sont donc bien établis d'une manière incontestable.

[*] *Extrait des Comptes rendus de l'Institut*, *séance du* 28 *septembre* 1846.

« En étudiant, à l'aide d'expériences précises, la cause du manque de coïncidence des deux natures de foyer, M. Lerebours a été conduit par des moyens certains à faire disparaître ce défaut. Il construit maintenant des objectifs avec lesquels il n'y a pas de distinction à établir entre le foyer chimique et le foyer lumineux apparent. » (*Commissaires :* MM. Arago, Pouillet, Babinet, Desprets.)

surface défectueuse. Il ne peut en être ainsi dans le travail au bloc : aussi est-il indispensable de faire un choix
sévère et de rejeter tous les verres qui ont la moindre
imperfection. C'est ce que le marchand opticien (car les
opticiens fabricants sont bien peu nombreux, même à
Paris) doit faire scrupuleusement.

DES MEILLEURES COURBURES.

Nous avons vu que la perfection des verres dépendait
du choix de la matière et de la régularité du travail;
une troisième condition, qui n'est pas sans importance,
consiste dans l'application du meilleur système de
courbure.

Avant de parler des diverses courbes qu'on peut donner
aux verres de lunettes, disons quelques mots des verres
plans. Ceux-ci sont travaillés sur des surfaces planes; ils
ne rendent les faisceaux ni convergents, ni divergents :
ils n'ont donc pas de foyer, et par conséquent ne grossis
sent ni ne diminuent les objets. Ils sont surtout utiles
comme verres colorés pour les personnes qui ne peuvent
supporter une vive lumière. Les voyageurs s'en servent
dans les pays couverts de neige, de sable, partout où le
rayonnement peut causer aux yeux différentes maladies.
Ils sont prescrits dans presque toutes les ophthalmies. Les
verres blancs à surfaces planes sont nécessaires dans quelques professions pour garantir les yeux des éclats qui
pourraient venir les blesser.

Disons d'abord que l'on peut donner aux verres trois sortes de courbes qui présentent, au reste, des résultats analogues. La courbure cylindrique, la courbure parabolique et la courbure sphérique (1).

Les verres à surfaces de cylindre ont été proposés par Galland, puis perfectionnés par Chamblant. Il eût été étrange que des verres à surfaces cylindriques appliqués devant les yeux produisissent de meilleurs effets que des verres sphériques, alors que les différentes parties de l'œil se rapprochent énormément de la sphère et de la parabole. Ces verres ne se trouvent guère que chez M. Beyerlé, successeur de Chamblant. Appliquées aux microscopes et aux longues-vues, les lentilles cylindriques n'ont jamais donné un résultat passable. Ajoutons, pour être équitable, que les mêmes courbes cylindriques, croisées, appliquées aux verres amplifiants, constituent d'*excellentes loupes* pour l'usage *exclusif de la lecture* (voyez la *fig.* 62) et des lentilles bien supérieures aux lentilles sphériques pour optiques et cosmoramas.

Si les courbures paraboliques pouvaient être appliquées aux verres, elles seraient sans doute préférées aux lentilles sphériques, car la courbe parabolique a la propriété de réunir en *un point mathématique* les rayons parallèles qui arrivent à sa surface; mais ce système de courbes offre de si grandes difficultés dans le travail, qu'on a dû y

---

(1) Dans la théorie des lentilles et dans le travail des verres, nous n'avons considéré que la courbure sphérique, qui est presque uniquement employée à cause de la facilité et de la précision parfaite avec lesquelles on l'obtient.

renoncer (1). Au reste, dans les longs foyers et avec le diamètre restreint des verres de besicles, la courbe parabolique diffère à peine de la courbe sphérique.

On a vu dans la théorie des lentilles qu'on pouvait leur donner différentes formes que nous allons rappeler.

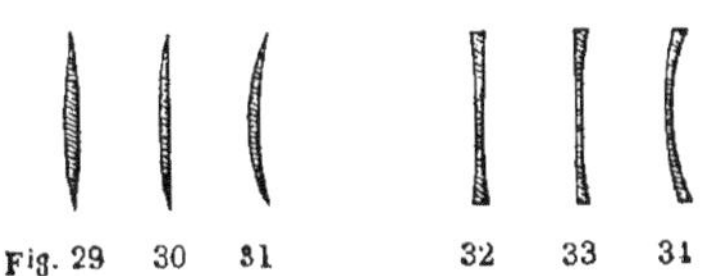

Lentille *bi-convexe*, *fig*. 29,

Lentille *plano-convexe*, *fig*. 30,

— *ménisque convergent*, *fig*. 31,

Lentille *bi-concave*, *fig*. 32,

Lentille *plano-concave*, *fig*. 33,

— *ménisque divergent*, *fig*. 34.

On voit de suite que les trois premières sont convergentes et que les trois autres sont divergentes.

Chacun des verres représentés *fig*. 29 et 32 a ses deux surfaces travaillées sur le même rayon de courbure; ces courbures égales sont généralement employées pour les verres de besicles; dans ce cas, et si les verres sont en glace, nous rappelons que leur foyer est sensiblement égal à leur rayon de courbure; par exemple, *si le bassin sur lequel a été travaillée chacune des surfaces a un rayon de 20 pouces, le foyer sera de 20 pouces.*

---

(1) **M. Amici** est le premier, je crois, qui soit parvenu à travailler *régulièrement* un miroir parabolique. Vers 1830, il fit cadeau à mon père d'un de ces miroirs destiné à un microscope catadioptrique également inventé par lui.

Les verres plano-convexes (*fig.* 30), bien supérieurs aux bi-convexes dans un grand nombre d'applications optiques, n'ont pas un avantage appréciable sur les bi-convexes quand ils sont employés comme besicles; le foyer de ces verres et des plano-concaves (*fig.* 33) est égal *au double du rayon de la surface courbe*.

Les lentilles ménisques que l'on fabriquait déjà en France au commencement de ce siècle, doivent leur réputation à W. H. Wollaston, célèbre physicien anglais, qui publia en 1804, dans le *Philosophical Magazine*, un long article dans lequel il prouvait la supériorité des verres ménisques auxquels il donna le nom de périscopiques, de περι *autour* et σκοπεω *regarder*, parce qu'ils ont la propriété de faire voir nettement une plus grande étendue.

Un avantage énorme que j'ai remarqué en faisant usage des verres périscopiques, avantage qu'aucun auteur à ma connaissance n'a encore signalé, consiste en ce qu'ils n'envoient pas dans l'œil, comme les verres bi-convexes, la petite image brillante des objets situés derrière, un peu par côté. Je travaille dans une pièce au nord, en tournant tout à fait le dos à une grande fenêtre; à 200 mètres environ de distance se trouvent trois grandes maisons blanches, leur image est réfléchie par la surface convexe intérieure du verre de gauche de mes lunettes et me cause une fatigue intolérable. Aussitôt que j'emploie une monture garnie de verres périscopiques, la petite image si vive et si fatigante est remplacée par une image beaucoup plus grande et d'une si faible intensité, qu'il faut la chercher pour l'apercevoir.

Afin de mettre mes lecteurs à même de se rendre compte des avantages signalés par Wollaston, je traduis ci-dessous les parties les plus intéressantes de sa note.

Sur un perfectionnement dans la forme des verres de lunettes, par **W. H. Wollaston.**

« Les personnes qui se servent de lunettes, spécialement de celles qui comportent un court foyer, ont dû remarquer que les objets vus ainsi ne leur paraissent distincts qu'à travers les parties centrales des verres; de sorte que, lorsque la direction EO (*fig.* 35) de l'axe visuel est très-inclinée sur les surfaces des verres, les objets paraissent déformés, qu'enfin ce défaut est d'autant plus grand que l'obliquité de cette direction est plus considérable.

» C'est pour cette raison que des opticiens ont récemment exécuté et recommandé des verres de lunettes d'un diamètre moindre que ceux en usage, pensant que les parties extrêmes du champ de la vision, dont le manque de netteté interdit à peu près l'emploi, peuvent être supprimées sans beaucoup d'inconvénient. Mais cette altération dans les dimensions des verres ne peut guère mériter le nom de perfectionnement, puisqu'à un défaut on en substitue un autre qui ne soulève pas moins d'objections.

» Il est réellement extraordinaire que, pendant les cinq siècles qui se sont écoulés depuis l'invention des lunettes, ni la théorie ni le hasard n'aient produit, dans leur construction originale, aucune modification d'une certaine importance.

» A la vérité, Huyghens avait pensé (1) que les verres, au lieu d'avoir la même courbure des deux côtés, comme c'est la condition habituelle, devraient avoir la courbure de leurs surfaces opposées dans le rapport de 6 à 1, parce qu'il avait démontré que cette forme était la plus convenable pour les objectifs de télescopes.

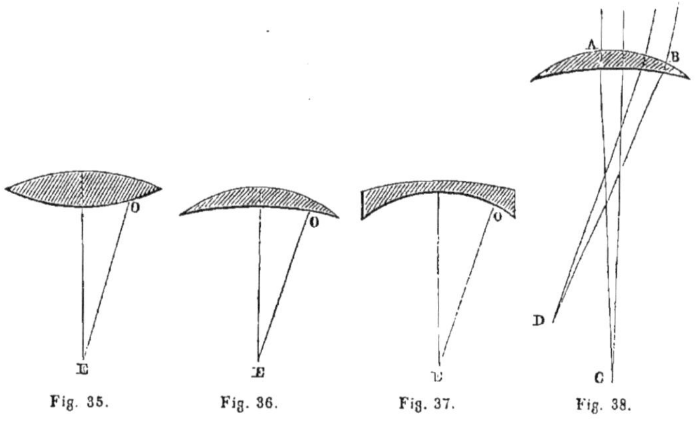

Fig. 35.   Fig. 36.   Fig. 37.   Fig. 38.

» De son côté, le docteur Smith, dans son traité d'optique, reproduit cette opinion d'Huyghens dans cette phrase très-courte : « Et, conséquemment, cette forme de verres est la meilleure pour les lunettes; de même que le double concave de même forme est le meilleur pour venir en aide aux personnes qui ont la vue courte.

» Mais, bien qu'il soit très-vrai que cette forme de verre était la meilleure pour l'objectif d'un télescope, avant la célèbre découverte des objectifs achromatiques par feu Dollond, quels que fussent les avantages qu'on pouvait attendre des objectifs de cette forme pour les

---

(1) *Dioptr. prop.* **28.**

télescopes, on ne pouvait les obtenir, de la même construction, pour les lunettes, ce qu'on reconnaîtra facilement si l'on considère les emplois différents des deux instruments.

» D'abord, dans un télescope, la vue est nécessairement bornée à une très-petite distance autour de l'axe; et, en second lieu, chaque partie de l'objectif contribue à la netteté de l'objet qu'on regarde.

» C'est dans ces circonstances seulement que la proportion des courbures mentionnées plus haut peut être convenable pour les objectifs simples, comme réunissant en un même foyer les rayons parallèles à l'axe qui tombent sur chacun de ses points.

» Par les lunettes, au contraire, les objets doivent être vus, s'il est possible, dans toutes les directions où on les verrait à l'œil nu, c'est-à-dire très-souvent loin du centre des verres; conséquemment une construction calculée pour ne faire voir nettement que les objets placés sur la ligne centrale, ne peut pas être la plus avantageuse.

» Dans les lunettes aussi, la portion de verre employée chaque fois est à peine plus grande que la pupille; de sorte que toute tentative pour obtenir le concours de toutes les parties d'un verre à la production d'un effet quelconque, serait nécessairement superflue; on pourrait démontrer qu'elle serait préjudiciable.

» On propose de remédier aux imperfections qu'on observe dans les verres de lunettes employés jusqu'ici, par l'application d'un principe suggéré par cette dernière considération, et qui fournit l'occasion, au moyen d'une construction différente, de rendre les objets distincts dans toutes les directions.

» La modification qui atteint ce but est extrêmement simple et facilement intelligible.

» Supposons un œil placé au centre d'un globe de verre creux, il est évident que, dans toutes les directions, il verra tous les objets *perpendiculairement* à la surface du globe. Conséquemment, plus l'œil sera environné de près par le verre de lunette, comme le ferait une surface globulaire, plus chaque partie sera *à angles droits* avec l'axe visuel, plus le pouvoir de ces diverses parties sera uniforme, et plus on évitera le manque de netteté des objets latéraux (1).

» Suivant ce principe, tous les verres de lunettes seraient convexes à l'extérieur et concaves à l'intérieur. Leur section pour les personnes presbytes aurait la forme d'un ménisque ou croissant (*fig.* 36), et celle pour les myopes aurait leur principale courbure sur le côté concave (*fig.* 37).

» Il est seulement nécessaire d'ajouter que les avantages de ce perfectionnement dans la forme des verres de lunettes ont été confirmés par un nombre suffisant d'expériences sur diverses personnes; et que notamment

---

(1) « Pour les mathématiciens, il est évident que chaque rayon qui ne passe pas par le centre d'une lentille, ne peut être à angles droits avec les deux surfaces; mais on remarquera aussi que, lorsqu'un *petit* pinceau quelconque fait des angles égaux avec les deux surfaces d'une lentille mince, son inclinaison sur chacune est si petite que sa longueur focale B D (*fig.* 38) ne diffère pas sensiblement de celle de A C du pinceau central. »

celles qui avaient la vue très-longue ou très-courte en
obtenaient les meilleurs résultats. . . . .

. . . .

» La faculté que donnent ces verres de voir nettement les divers objets placés autour de nous, a fait
penser qu'on pouvait les désigner sous le nom de *lentilles périscopiques.* »

———

Quoi qu'il en soit, malgré l'approbation de M. Biot,
malgré le patronage de deux opticiens célèbres, Dollond
de Londres et Cauchoix de Paris, l'usage des verres
bi-convexes et bi-concaves a prévalu sur les verres périscopiques. La supériorité des lentilles ménisques est cependant incontestable, surtout dans les numéros forts;
mais pour ces numéros élevés, comme on peut s'en con-
vaincre par les figures 31 et 34, la courbure la plus faible
agissant en antagoniste de la plus forte, il faut nécessairement, pour obtenir le même foyer que dans les lentilles
bi-convexes ou bi-concaves, il faut, disons-nous, donner à
celle-ci un rayon très-court; de là des courbures très-
prononcées, des verres plus épais, plus lourds, un peu
plus difficiles à travailler, et peu gracieux à cause de leur
forte convexité extérieure.

Le foyer des lentilles ménisques est de *deux fois le
produit des deux rayons de courbure, divisé par leur
différence.*

M. le docteur Giraud-Teulon, se fondant sur une
théorie qui peut être exacte, mais qui, de toutes façons,
ne peut être discutée ici, a proposé récemment de tra-

vailler un verre de besicles ayant un plus grand diamètre que les verres ordinaires. Ce verre serait coupé en deux par son centre, et chacune de ses moitiés serait ajustée dans une monture ordinaire. Pour les presbytes, les deux sommets du prisme seraient extérieurs; pour les myopes, ce serait l'inverse. L'innovation proposée par M. Giraud-Teulon a pour base ce fait, que, dans la vision binoculaire à travers les besicles, l'objet n'occupe pas la même place que quand il est vu monoculairement avec le même verre. S'il n'occupe pas la même place pour les deux yeux, il doit y avoir diplopie ou vue double; or, puisqu'elle n'existe pas, *ce sont les deux yeux*, dit M. Giraud-Teulon, *qui, par leur force autocratique, détruisent la diplopie théorique et amènent la fusion des doubles images virtuelles. Et, comme la diplopie est croisée, cette correction ne peut avoir lieu que par un mouvement de convergence mutuelle des axes optiques* (1).

Pour éviter *cette dissociation flagrante entre le degré de l'accommodation de distance ou monoculaire, et l'accommodation d'angle ou de position, l'accommodation binoculaire,* au lieu de placer les verres convexes centre pour centre devant les pupilles, M. Giraud-Teulon propose l'*emploi des régions prismatiques externes des verres convexes, et qui dévient en dehors ou vers leur sommet; par là les yeux sont déchargés de tout travail ayant pour objet la fusion des images virtuelles théoriquement doubles.*

M. Giraud-Teulon pense que l'adoption des verres qu'il propose entraînera la suppression de la myopie acquise

______

(1) *Union médicale,* février 1860.

et de l'amblyopie presbytique. En consultant les ouvrages des médecins oculistes, nous voyons que ces deux affections atteignent tout autant ceux qui ne se sont jamais servis de lunettes que ceux qui les emploient. Or, en supposant que les nouveaux verres de M. Giraud-Teulon ne parvinssent à guérir que la moitié des cas, ce serait encore une admirable découverte; mais malheureusement les verres proposés sont de véritables prismes, et les objets vus à travers sont d'autant plus irisés que le foyer en est plus court.

Tous les verres de besicles dont nous avons parlé jusqu'à présent ont le défaut, quand ils sont d'un très-court foyer, de faire voir les objets irisés ou entourés de franges colorées. Beaucoup d'opticiens ont eu le projet de construire des verres achromatiques (1); mais le poids qu'auraient eu ces verres les y a fait renoncer.

DU FOYER ET DES NUMÉROS DES VERRES.

Les bassins en cuivre dans lesquels on travaille les surfaces sphériques des verres de besicles sont tournés d'après des calibres en cuivre ou en verre; ces calibres sont classés par numéros qui indiquent leur rayon de courbure, et l'on a vu précédemment que le foyer des verres bi-convexes et bi-concaves en glace correspond au numéro de ces calibres.

---

(1) C'est-à-dire composé de deux ou plusieurs matières inégalement réfrangibles et dispersives produisant à leur foyer des images incolores (*voyez* la note, page 10).

Le foyer ou numéro des verres se trace habituellement au diamant sur le verre lui-même; mais le verre peut être brisé, la partie qui portait le numéro perdue : il est indispensable, pour le remplacer, d'en connaître le foyer. Rien de plus facile : pour les verres convexes, on fixe une feuille de papier blanc contre la muraille d'une pièce éclairée par une petite ouverture, et l'on approche plus ou moins de la feuille de papier le verre ou son fragment, jusqu'à ce que l'image renversée d'un objet très-éloigné et vivement éclairé vienne se peindre avec une parfaite netteté sur la feuille de papier.

L'opticien qui dispose d'une série complète de verres convergents et de verres divergents dont il connaît le foyer, a un autre moyen bien plus expéditif : il consiste à appliquer successivement contre le verre inconnu un verre divergent, si celui dont on cherche le foyer est convergent, et réciproquement; puis, à regarder à travers ce système de verres un objet placé à distance, en faisant mouvoir les deux verres combinés : dès le premier essai, on voit de suite lequel des deux verres l'emporte sur l'autre, et en peu d'instants on trouve celui qui annule l'effet produit par celui dont on cherche le foyer. Ce résultat est atteint quand l'objet n'est ni grossi ni diminué.

Le premier moyen ne peut être employé que pour les verres convergents; le second procédé s'applique aux verres concaves et convexes.

Les numéros des verres de lunettes sont encore fixés en pouces : il eût été beaucoup mieux d'adopter le système métrique; mais un matériel composé d'un nombre considérable de bassins n'est pas chose facile à transformer ; il eût fallu changer toutes les courbures ; et puis, le changement fait par un seul opticien, celui-ci n'aurait pu appareiller les verres fournis par ses confrères. Or, dans l'impossibilité de faire adopter la même mesure par tous les fabricants, les choses sont restées dans l'état où elles étaient. Les numéros ou foyers des verres de besicles exprimés en pouces sont, en France : numéros 100, 80, 72, 60, 48, 36, 30, 24, 20, 18, 16, 15, 14, 13, 12, 11, 10, 9, 8 1/2, 8, 7 1/2, 7, 6 1/2, 6, 5 1/2, 5, 4 1/2, 4, 3 3/4, 3 1/2, 3 1/4, 3. A partir du numéro 3, les foyers se succèdent de 2 en 2 lignes, et même de ligne en ligne.

On remarque que plus les numéros deviennent forts, c'est-à-dire que plus ils approchent de l'unité, plus la progression diminue ; cela doit être, car la différence qui existe entre les numéros 5 et 5 1/2 est plus forte qu'entre 24 et 30. Les Anglais ont adopté le classement suivant que nous mettons vis-à-vis des numéros français exprimés en pouces, et nous mettons en regard, pour les uns et pour les autres, les foyers auxquels ils correspondent en mesures métriques. On remarque que pour les verres concaves les Anglais ont adopté un classement bizarre, tout différent de celui des verres convexes (1).

---

(1) Voici ce qui nous a été dit pour expliquer la bizarrerie de ce classement : Les numéros anglais ne commençaient autrefois que par le n° 24, qui correspond à leur n° 1 de vue basse ; mais, reconnaissant bientôt la nécessité d'avoir des numéros plus faibles et ne voulant pas changer les rapports des anciens, on fit le n° 30 égal à o, le 36 égal à oo, et le 48 égal à ooo. Ayant aussi reconnu la nécessité d'avoir un numéro intermédiaire entre le

Nᵒˢ FRANÇAIS Distance focale en pouces.	LONGUEUR correspondante en millimètres.	Nᵒˢ ANGLAIS Distance focale en pouces anglais.	LONGUEUR correspondante en millimètres.	Nᵒˢ ANGLAIS pour vue myope, correspondants aux numéros pour presbytes.	LONGUEUR correspondante en millimètres.
	m. mill.				
100	2.707				
80	2.165				
72	1.949				
60	1.624		m. mill.		m. mill.
48	1.299	48	1.219	000	1.219
36	0.974	36	0.914	00	0.914
30	0.812	30	0.764	0	0.764
24	0.649	24	0.609	1	0.609
20	0.541	20	0.508	2	0.508
18	0.487	18	0.457	2 1/2	0.457
16	0.433	16	0.406	3	0.406
15	0.406	—	—	—	—
14	0.378	14	0.355	4	0.355
13	0.351	—	—	—	—
12	0.324	12	0.304	5	0.304
11	0.297	—	—	—	—
10	0.270	10	0.254	6	0.254
9	0.243	9	0.228	7	0.228
8 1/2	0.230	—	—	—	—
8	0.216	8	0.203	8	0.203
7 1/2	0.203	—	—	—	—
7	0.189	7	0.177	9	0.177
6 1/2	0.176	—	—	—	—
6	0.162	6	0.152	10	0.152
5 1/2	0.148	—	—	—	—
5	0.135	5	0.127	11	0.127
4 1/2	0.121	—	—	—	—
4	0.108	4	0.101	12	0.101
3 3/4	0.101	—	—	—	—
3 1/2	0.094	3 1/2	0.088	13	0.088
3 1/4	0.087	—	—	—	—
3	0.081	3	0.076	14	0.076
2 3/4	0.074				
2 1/2	0.067				
2 1/4	0.060				
2	0.054				
1 3/4	0.047				
1 1/2	0.040				
1 1/4	0.033				
1	0.027				

Les cinq premiers numéros, 100, 80, 72, 60, 48, mais rarement les deux premiers, sont généralement employés par les presbytes qui prennent des *besicles* ou *conserves* (1) aussitôt qu'ils s'aperçoivent de l'insuffisance de leur vue. Les petits caractères, tous les objets délicats sont vus avec difficulté, surtout le soir; ils se confondent entre eux; on est obligé de les éloigner et de les éclairer vivement, et il y a même impossibilité de les distinguer s'ils sont très-petits. Ceux qui résistent à ce premier avertissement pendant plusieurs années, dans la crainte de *s'habituer aux lunettes*, ceux-là, dis-je, n'y gagnent rien, car ils se sont longtemps privés de bien voir, et ils sont obligés de commencer par des verres très-convergents, tels que les numéros 18, 16, et quelquefois plus forts. Quand on en arrive là, la presbytie est déjà, et depuis longtemps, indiquée, et ceux qui sont obligés d'avoir recours à ces numéros ont éprouvé antérieurement, sans aucun doute, le besoin d'avoir recours aux lunettes.

On ne peut *à priori* fixer le numéro qui convient à chaque âge : c'est une affaire d'appréciation. On ne doit donc pas s'étonner de voir M. Mackenzie et M. Charles

---

n° 20, qui correspond au 2, et le 16, qui est égal au 3, on fit le n° 18 et l'on créa pour lui correspondre le n° 2 1/2.

(1) Beaucoup de personnes se figurent à tort que les *conserves* ne grossissent pas et qu'elles diffèrent essentiellement des *lunettes*. Il n'en est rien; tous les verres convexes grossissent plus ou moins. On a seulement donné le nom de *conserves* aux premiers numéros pour ménager l'amour-propre des personnes qui y ont recours. Il serait donc préférable de ne donner le nom de *conserves* qu'aux lunettes garnies de verres plans, colorés, sans foyer.

Chevalier blâmés par M. le docteur Sichel comme indiquant des numéros trop forts (1). Les chirurgiens anglais pourront trouver à leur tour que M. Sichel indique des numéros trop faibles; ainsi, M. Alfred Smee, chirurgien de l'hôpital des ophthalmiques à Londres (2), partage l'opinion de M. Mackensie. Voici les foyers qu'il indique comme devant convenir aux différents âges :

Age.	Convexes.	Age.	Convexes.	Age.	Convexes.	Age.	Convexes.
40	36 pouces.	55	20 pouc.	65	14 pouc.	80	9 pouc.
45	30 —	58	18 —	70	12 —	85	8 —
50	24 —	60	17 —	75	10 —	90	7 —
						100	6 —

On remarquera que ces numéros sont exprimés en pouces anglais (3), qui sont un peu plus petits que les nôtres. Pour les deux premiers âges surtout, ces numéros me paraissent aussi trop forts.

Les verres employés par les presbytes doivent seulement *soutenir la vue*, et faire voir nettement, et à une distance commode, quel que soit le genre de travail. Il est bien essentiel de ne pas se servir des mêmes verres pour aller et venir dans l'appartement, et encore bien moins pour regarder à des distances éloignées. Ce n'est que dans les cas d'une presbytie très-prononcée qu'on a recours aux verres convexes pour voir de loin; un numéro très-faible suffit presque toujours; et, à moins de nécessité absolue, il vaut mieux s'en priver.

---

(1) Leçons cliniques sur les lunettes.

(2) *The Eye in Health and Disease,* by Alf. Smee, membre de la Société Royale.

(3) Le pouce anglais égale 25 millim. 40, le pouce français 27 millim. 07.

Les verres convexes entre les numéros 2 et 8 ne sont guère employés que par les personnes qui ont subi l'opération de la cataracte. Ces personnes doivent avoir plusieurs paires de lunettes munies de verres choisis pour divers usages, les uns pour lire et travailler, les autres, moins forts, pour marcher (1). Toutefois, on rencontre des presbytes qui, par négligence et malgré tous les avis qui leur sont donnés, se servent des mêmes lunettes pour lire, écrire et marcher. Ils arrivent presque tous à la presbytie la plus avancée, et, si changer de lunettes leur coûte tant, ils devraient adopter les lunettes à la Franklin (2).

---

(1) Nous ne pouvons nous empêcher de citer deux faits selon nous inexplicables :

Un de nos premiers fabricants de longues-vues se sert, depuis plusieurs années, pour marcher, de besicles du n° 18 convexe. Quand il passe devant un monument public, s'il veut voir l'heure distinctement, il ajoute devant ses lunettes son pince-nez également armé de verres du même numéro.

Je n'oublierai jamais un jeune collégien qui vint, accompagné de sa mère, chercher des verres pour voir les démonstrations au tableau. Il voyait très-bien de près à environ 20 à 25 centimètres; d'après cela, on devait le croire faiblement myope; aussi les premiers numéros concaves lui furent-ils présentés successivement. Loin d'éprouver une amélioration, il y voyait moins bien qu'avec ses yeux! Les verres convergents des numéros les plus élevés furent essayés à leur tour, il y eut alors un peu de mieux; enfin, pour voir nettement, il fallut aller jusqu'au n° 24 convexe.

Ces deux faits ne sont-ils pas en désaccord complet avec la théorie de l'œil?

Ajoutons que ces yeux anormaux sont extraordinairement rares.

(2) *Voyez* page 69.

Nous avons vu plusieurs fois chez des personnes de soixante-dix à quatre-vingts ans la vue s'améliorer tout d'un coup; du numéro 9 ou 10 dont ils faisaient usage, ils passent au numéro 15 ou 18. Ces faits sont plus fréquents qu'on ne serait tenté de le supposer. Ils sont mentionnés dans plusieurs ouvrages d'oculistique.

Les myopes ne font guère usage des premiers numéros. Une personne qui verrait au mieux avec le numéro 60, avec le 36 même, distingue assez bien avec ses yeux pour se passer de lunettes; aussi les personnes légèrement atteintes de myopie ne se servent-elles de besicles que pour la chasse, le spectacle, etc. Nous avons vu que l'on devient de plus en plus presbyte en avançant en âge; il n'en est pas de même de la myopie. Si cela arrive à quelques personnes, on peut dire que ce sont les exceptions, car le plus grand nombre de myopes appartenant à la catégorie ci-dessus finit par prendre des verres de moins en moins forts; quelques-uns finissent même par s'en passer (1). Une certaine force de volonté, un exercice souvent répété, qui consiste à chercher à distinguer les objets éloignés, ne contribuent pas peu à faire obtenir ce résultat. C'est un devoir pour nous

---

(1) Le respectable M. Brunet, auteur du *Manuel du libraire*, aujourd'hui âgé de plus de quatre-vingts ans, se sert depuis l'âge de vingt ans de verres n° 8 concaves pour marcher. Il travaille chaque jour *sans lunettes* depuis cinq heures du matin jusqu'à quatre heures du soir. Eh bien, il nous disait il n'y a pas un mois : « Je peux aujourd'hui marcher sans lunettes, et pour travailler j'y vois aussi bien qu'à vingt ans, et à une distance presque double de celle à laquelle je voyais. »

d'ajouter qu'à moins d'avoir une vue assez forte, ces essais ne doivent pas être poussés jusqu'à la douleur.

La myopie est bien prononcée quand elle oblige à se servir des verres portant les numéros compris entre 15 et 5 ; au delà de ce numéro, il est presque impossible de se passer de lunettes, même pour les usages ordinaires de la vie. On doit en avoir au moins deux paires, l'une pour le travail, l'autre pour voir de loin. De même que les presbytes, les yeux myopes ne sont pas toujours d'égale force ; l'opticien devra donc avoir grand soin de s'en assurer. C'est ce que nous examinerons dans le chapitre qui traite des devoirs de l'opticien.

DES VERRES COLORÉS.

Les verres colorés peuvent être à surfaces planes ou à surfaces convexes ou concaves. A l'état de verres plans, ils prennent plus particulièrement le nom de *conserves*. Ils ont pour but de préserver les yeux délicats de l'intensité de la lumière. Plus les verres colorés sont foncés, plus ils ont l'inconvénient de réfléchir les objets situés par côté, ce qui cause une grande fatigue (1). On y a remédié en construisant également des verres sans foyer dont la surface extérieure est convexe, et dont l'autre du même rayon de courbure est concave. Ils doivent être de grande dimension ; mais, malgré leur avantage, leur forme peu gracieuse fait qu'ils ne sont pas adoptés. Au

---

(1) *Voyez* page 42.

commencement de ce siècle, la composition des verres colorés par les oxydes métalliques renfermait toujours une proportion plus ou moins forte de minium, aussi étaient-ils pleins de fils; ils avaient en outre l'inconvénient très-grave d'altérer la couleur propre des objets. Le verre vert donnait au visage une teinte cadavéreuse; le verre bleu, que l'on fabriqua un peu plus tard, était déjà plus beau comme matière, mais il était d'un bleu éclatant, tirant presque toujours sur le rouge, nuance très-nuisible aux yeux. M. Vincent Chevalier comprit bien cet inconvénient; il fit faire le premier, par M. Lambert, des verres d'un bleu-gris correspondant à la *teinte neutre* des peintres. L'art du verrier a fait depuis bien des progrès : on fabrique aujourd'hui des verres colorés, soit *dans la masse,* soit *doublés,* qui ne laissent rien à désirer. Il n'y a guère de nuance que le verrier ne puisse reproduire, et l'on peut dire que sa palette est à peu près aussi riche que celle du peintre.

Quoique les Anglais aient depuis préconisé une sorte de teinte dont les verres ont pris le nom de *verres fumée,* cette sorte de verre tirant un peu sur le jaune, nous persistons à proclamer les verres d'un bleu-gris quand ils sont clairs, et d'un bleu noirâtre quand ils sont foncés, en un mot du ton *teinte neutre,* les plus favorables à l'organe de la vision (1).

Ces verres, si leurs surfaces sont planes, remplissent

---

(1) Les verres prennent cette teinte par la combinaison dans certaines proportions, des oxydes de nickel, de cobalt, de cuivre et de fer.

parfaitement leur but, soit pour les voyageurs, soit pour les personnes qui ne peuvent supporter une vive lumière; mais on comprend que si on fait usage de numéros très-forts (*fig.* 39), le verre employé par le myope sera très-

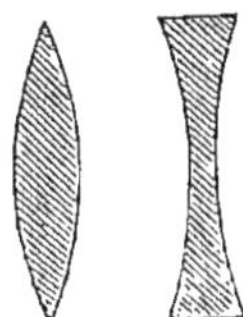

Fig. 39.

foncé vers les bords et presque incolore au centre; pour le presbyte, l'inconvénient sera inverse. L'ingénieur Chevallier eut l'excellente idée, pour éviter cet inconvénient, d'appliquer sur des verres blancs déjà travaillés *a a* (*fig.* 40), d'autres verres colorés *b b*, dont les deux sur-

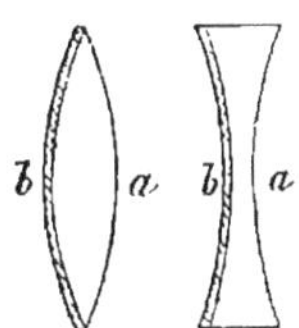

Fig. 40.

faces convexe et concave avaient le même rayon de courbure; ces seconds verres étaient fixés et rendus adhérents aux premiers par un mastic transparent. Le seul obstacle à l'adoption générale de ces verres fut leur prix élevé; car, outre l'opération du collage, il y a quatre surfaces à travailler au lieu de deux.

C'est ce qui nous engagea à prier notre ami M. Bontemps, l'habile directeur de la verrerie de Choisy-le-Roi, auquel les arts sont aussi redevables que la science, de faire souffler des feuilles de verre formées de deux couches de matière, l'une blanche *a* (*fig.* 41), l'autre colo-

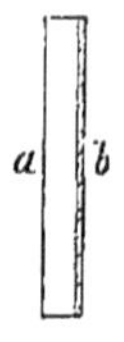

Fig. 41.

réc *b* (1). On donne la courbe concave ou convexe à la matière blanche (*fig.* 31), et la couche bleue étant travaillée sur un plan, on a un verre plano-concave ou plano-convexe dont la teinte est égale dans toute l'étendue de la surface. Mon père présenta ces verres en mon nom à la société d'encouragement, où ils obtinrent un rapport extrêmement favorable de M. Francœur. Nous leur donnâmes le nom d'isochromes, de ἰσος, *égal*, et χρωμα, *couleur*.

Depuis cette présentation, M. Jamin a apporté à ces sortes de verres un perfectionnement notable qui permet d'en faire des lentilles ménisques : il consiste à faire tomber au four, sur un moule de la courbe voulue, la feuille de verre double, en appliquant la couche bleue sur le moule. Chaque verre, quand il vient d'être débité de la feuille, a l'aspect de la *fig.* 41; après avoir fait tom-

---

(1) Le verrier obtient ce résultat en cueillant successivement avec une canne creuse dans deux creusets dont l'un contient le verre coloré et l'autre le verre blanc. Il donne par le souffle et la rotation à cette masse la forme d'un cylindre qui est ensuite fendu en deux et étendu sur une surface plane comme une feuille de verre à vitres.

ber la matière sur le moule qui a le rayon de courbure
voulu, il prend la forme de la *fig.* 42. Il ne reste plus

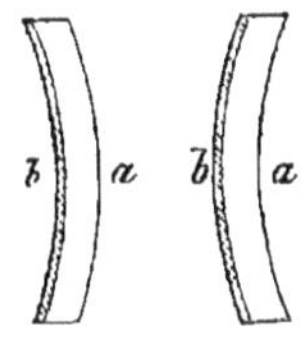

Fig. 42.

qu'à travailler la surface bleue sur le même bassin et à
donner à la couche de verre blanc la courbe qu'on
désire. On voit de suite que la teinte uniforme sera con-
servée, avantage notable et incontestable pour tous les
numéros forts. Les verres colorés sont ordonnés après
l'opération de la cataracte, pour les ophthalmies, pour
préserver les yeux des vives lumières, etc.

IV.

DES MONTURES.

BESICLES. — BINOCLES. — FACES A MAIN. — PINCE-NEZ.
LORGNONS. — LOUPES.

DES MONTURES DE LUNETTES.

Le choix des montures n'est pas à négliger, car, sous peine de fatiguer considérablement, elles doivent remplir les conditions suivantes :

La forme ovale étant généralement adoptée comme plus gracieuse, les verres doivent être suffisamment grands pour garantir le globe de l'œil; cela est surtout essentiel pour les verres colorés. Le centre des verres doit correspondre exactement au centre des deux pupilles; or, comme il y a des têtes de toutes dimensions, des yeux plus ou moins écartés, il faut que l'opticien soit muni d'un grand nombre de montures, dont les ouvertures seront plus ou moins grandes et l'écartement différent. Si cette condition n'est pas exactement remplie, il y a trouble dans la vision et céphalalgie.

La forme de l'*arcade* ou *pont* (le point d'appui) n'est pas chose moins essentielle. Ici, c'est la forme du nez qui devra guider; ainsi, une personne presbyte, qui a le nez aquilin, saillant et très-prononcé (*fig.* 42), et qui se ser-

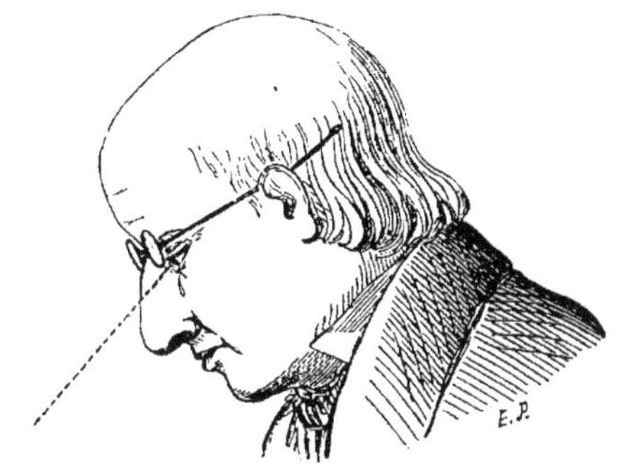

Fig. 42.

virait pour lire ou travailler de besicles dites *à x* (*fig.* 43),

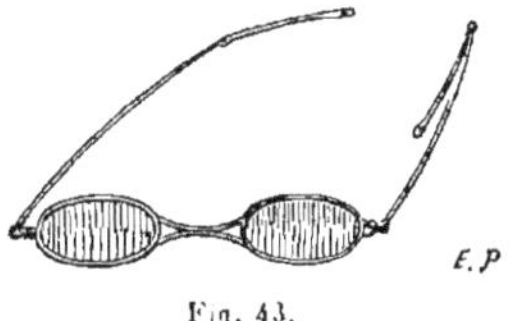

Fig. 43.

verrait par-dessous, ou tout au moins par la partie inférieure des verres. Une personne myope ayant le nez peu
élevé (*fig.* 44), qui se servirait de besicles dites *à k*

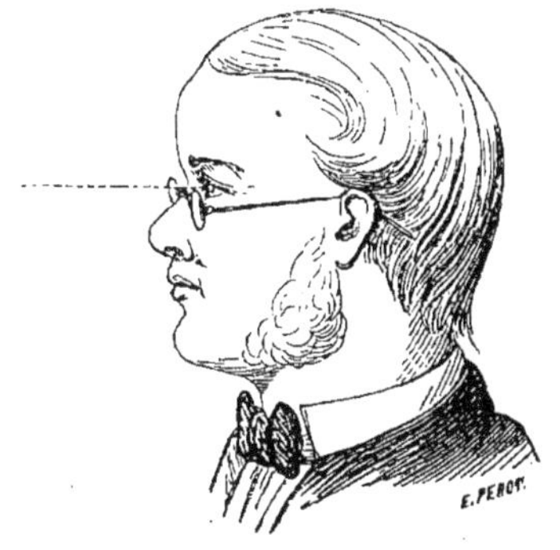

Fig. 44.

(*fig.* 45) ou à plus forte raison *à nez* (*fig.* 46), verrait par-dessus les verres.

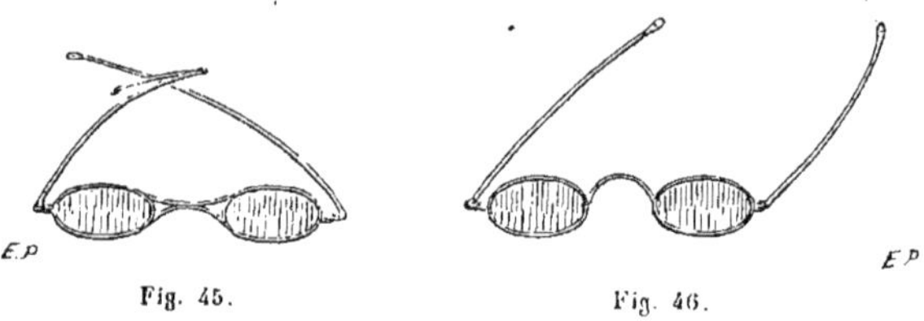

Fig. 45.   Fig. 46.

La forme dite *à x* (*fig.* 43), qui élève les verres, convient généralement aux myopes qui regardent au loin; les formes *à nez* ou *à k*, mais celle *à nez* surtout, doivent être adoptées par les presbytes qui emploient les lunettes pour lire, écrire ou exercer une profession quelconque, et qui, s'en servant pour regarder de près, ont toujours la tête plus ou moins inclinée (*fig.* 42).

La distance de la vision distincte ou parfaite ( ) adoptée par les physiciens est de 25 centimètres; mais les presbytes, même avec le numéro qui leur convient le mieux, obtiendront rarement de voir à une distance aussi rapprochée; cette distance serait même fort incommode pour lire et écrire toute une journée, car elle obligerait à avoir le corps courbé. Quand la distance de la plus grande netteté aura été déterminée pour le genre de travail auquel sont destinées les lunettes, la tête ayant l'inclinaison convenable, les verres devront se trouver dans un plan perpendiculaire à la ligne menée de l'œil à l'objet regardé, c'est-à-dire parallèles au plan de l'iris C D (*fig.* 47). On devra donc éviter qu'ils se trouvent dans la position A B, comme cela arrive trop souvent.

Pour remplir cette condition, on a fait des lunettes

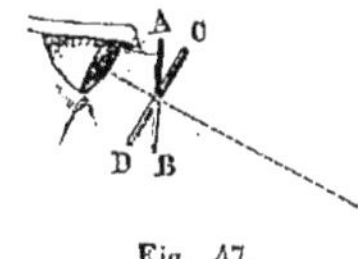

Fig. 47.

dans lesquelles les branches ne sont pas perpendiculaires à la face (*fig.* 48). Quoique ces montures soient assez

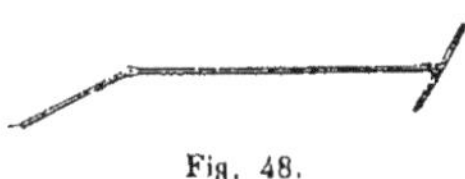

Fig. 48.

répandues en Angleterre, nous doutons, malgré leurs avantages, qu'elles deviennent d'un usage général en France ; leur prix beaucoup plus élevé, leur forme peu gracieuse, la difficulté plus grande pour les plier, peut-être bien aussi le peu d'empressement des opticiens à les proposer, sont-ils autant d'obstacles à leur adoption. Ajoutons, pour être dans le vrai, qu'avec du soin et d'une manière beaucoup plus simple, on diminue l'inconvénient que nous venons de signaler : il suffit d'élever les branches au-dessus des oreilles. Quant à la petite branche ou *raquette,* les uns l'élèvent ou l'abaissent derrière l'oreille, d'autres la placent droite ; cela est indifférent, c'est une affaire d'habitude et de commodité ; les conditions que nous venons d'énumérer étant remplies, l'essentiel est que les besicles soient bien assujetties sans serrer les tempes et sans causer aucune gêne.

Les montures sont à branches simples (*fig.* 46) ou à branches doubles (*fig.* 43 et 45). Les premières conviennent mieux aux dames en ce qu'elles n'arrachent pas les cheveux et ne décoiffent pas; mais elles ont l'inconvénient de glisser quelquefois. La branche se termine aussi par un petit crochet qui la maintient derrière l'oreille; cette disposition est excellente *pourvu que la branche soit juste de la longueur voulue.* Quand les lunettes glissent insensiblement, comme elles s'éloignent des yeux, le foyer des verres change; ils agissent alors comme loupes, et au lieu du n° 15, par exemple, dont on croit se servir, c'est comme si l'on avait devant les yeux des verres du n° 10 ou 12. Les montures peuvent être construites en or, en argent, en acier, en écaille, etc. Nous donnons la préférence à celles qui envoient le moins de reflets. L'important, nous le répétons, est qu'elles soient assez fortes pour bien tenir sur la tête sans serrer les tempes et sans gêner par leur poids.

Les lunettes seront placées aussi près que possible des paupières sans cependant toucher aux cils, qui terniraient promptement la surface des verres.

Disons encore une fois, et nous ne saurions trop insister sur ce point, qu'il est essentiel pour éviter une fatigue continuelle, que le centre de chaque verre corresponde exactement à l'axe visuel. Par conséquent, pour les

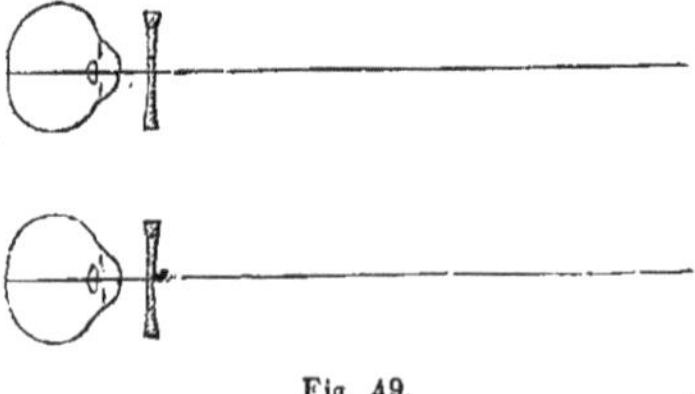

Fig. 49.

myopes qui se servent de leurs lunettes pour voir de loin,

le centre des verres devra correspondre exactement à
l'écartement des pupilles (*fig.* 49); pour les presbytes qui
n'emploient leurs lunettes que pour voir de près et dont
les axes optiques se croisent habituellement en A (*fig.* 50),

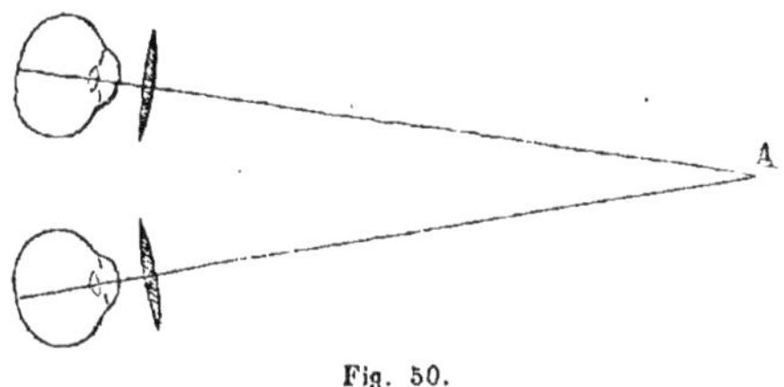

Fig. 50.

c'est-à-dire à peu près à 30 centimètres, l'écartement des
verres sera un peu moindre que l'écartement des pupilles;
pour les myopes au dernier degré qui ne peuvent se
passer de lunettes pour lire, les verres devront être sensiblement plus rapprochés.

Les opticiens consciencieux, qui savent combien de
maladies résultent des montures défectueuses, seront les
premiers à veiller à ce que toutes ces conditions soient
remplies.

Il y a trente ans, on ne portait que des lunettes d'argent et d'acier poli; plus tard, l'écaille remplaça l'argent,
et quoique cette matière soit un peu abandonnée aujour-
d'hui, sans doute à cause de sa fragilité, on peut affirmer
que, pour le travail, aussi bien pour les femmes que pour
les hommes, il n'est pas de monture plus agréable.

Aujourd'hui, les besicles en acier bleu sont d'un usage
général. Ces montures sont très-convenables; elles envoient peu de reflets aux yeux, ce qui est un grand avantage; elles sont résistantes, quoique souples et légères

tout à la fois; mais, pour les personnes qui transpirent beaucoup, elles ont l'inconvénient de s'oxyder. Celles presque invisibles et d'une légèreté excessive doivent être en *ressort d'acier,* autrement elles se déformeraient très-promptement. Le prix en est alors beaucoup plus élevé.

Pour arriver à une légèreté excessive, on a imaginé de percer chaque verre de deux trous (*fig.* 51), l'un sert

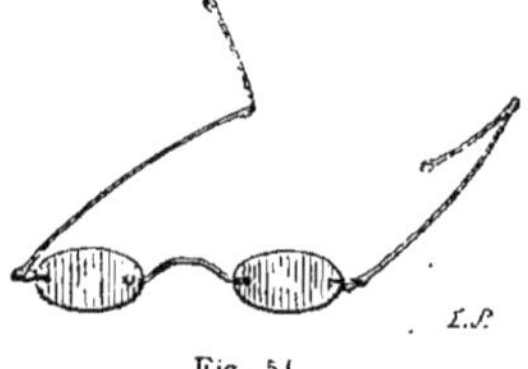

Fig. 51.

pour fixer l'arcade, l'autre pour le talon; ces quatre points opaques attirant constamment l'attention, ont l'inconvénient de faire souvent loucher. Outre cela, les verres de ces lunettes ont un biseau poli qui fatigue énormément les yeux par ses miroitements.

On peut aujourd'hui se procurer, dans les meilleures maisons, une monture non élégante, il est vrai, mais propre, bonne, solide, de force moyenne, armée d'excellents verres, pour le prix modeste de 5 francs à 6 francs au plus, même avec des verres périscopiques; ce qui est à considérer, quand on pense que les trois quarts des personnes qui font usage de besicles ne peuvent y mettre un prix élevé.

Chaque verre étant destiné à regarder à une distance déterminée, les mêmes lunettes ne peuvent servir pour voir de près et pour voir de loin. Un peintre, s'il a la vue basse, a besoin de verres concaves pour voir la campagne ou son modèle qui est toujours placé à distance ; ces mêmes verres étant trop forts, et par conséquent fatiguant pour peindre, il est obligé, avec les besicles ordinaires, de les mettre et de les quitter à chaque instant, ou bien de chercher à voir par-dessus ou par-dessous, ce qui est fort gênant. Une personne extrêmement presbyte a besoin de verres faiblement convexes pour voir de loin, et de verres plus forts pour voir de près. Franklin avait une vue de ce genre, et l'inconvénient qu'il ressentait d'être forcé à chaque instant de changer de besicles lui fit imaginer celles qui portent son nom (*fig.* 52). Ce sont

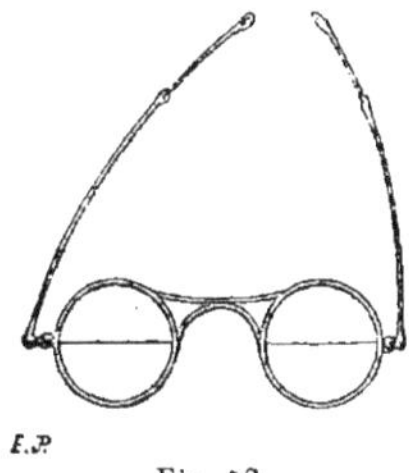

Fig. 52.

deux verres de foyers différents placés l'un au-dessus de l'autre. Le cas qui se présente le plus fréquemment pour l'emploi de ces lunettes est celui d'une presbytie moyenne : il faut alors des verres convergents pour voir de près ; il n'en faut pas pour voir de loin ; on ajuste donc dans la partie inférieure des verres convexes, et dans la partie supérieure des verres plans, c'est-à-dire sans numéro.

On comprend qu'avec ces lunettes, et sans aucune contraction de la tête, il suffit d'élever ou d'abaisser les yeux pour rencontrer le verre destiné à voir de près ou de loin. Deux conditions sont essentielles : 1° Les verres doivent être ajustés l'un contre l'autre avec beaucoup de soin; ou en d'autres termes, la ligne de séparation doit être aussi peu apparente que possible. 2° Le milieu de chaque verre doit correspondre exactement à son centre optique; cette dernière condition n'est pas toujours remplie, quelques opticiens coupent, par une économie blâmable, chaque verre par son centre; et d'un seul verre ils en font deux. M. Elkington a un peu modifié cette monture en conservant au verre supérieur la position verticale, et en donnant au verre inférieur une faible inclinaison d'avant en arrière (*fig.* 53).

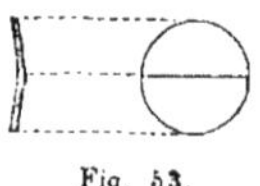

Fig. 53.

Une monture beaucoup plus simple, qui remplit le même but (*fig.* 54), devrait être adoptée par tous les

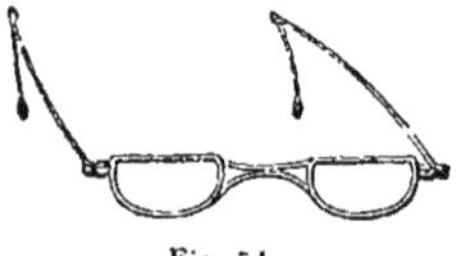

Fig. 54.

presbytes qui se trouvent obligés, par leurs occupations, d'interrompre souvent leur travail pour voir par-dessus leurs besicles; elle a l'ovale un peu aplati en dessus (*fig.* 54). Cette forme est fort employée en Angleterre.

Nous terminerons cet article sur les montures de lunettes, en parlant de celles plus particulièrement employées pour garantir les yeux d'une trop grande intensité de la lumière, pour les préserver du vent, des éclats de matières projetées, etc.

Les montures ordinaires armées de verres plans, c'est-à-dire sans numéro, qu'ils soient blancs ou colorés, pourvu qu'ils soient un peu grands, sont employées dans les cas ordinaires. Mais dans les ophthalmies et autres maladies, après l'opération de la cataracte, pour garantir la vue des voyageurs de la réverbération des sables éclatants, pour préserver complétement les paupières de l'action du vent et des poussières qu'il entraîne, ces mêmes montures doivent être garnies de taffetas ou de crêpe bleu ou noir. Elles ont alors un inconvénient, c'est d'échauffer les yeux, ce qui peut occasionner de violents maux de tête et même provoquer certaines maladies. On emploie aussi pour ces différents usages les montures à *doubles verres* ou à *fer à cheval* (*fig.* 55). Ces lunettes

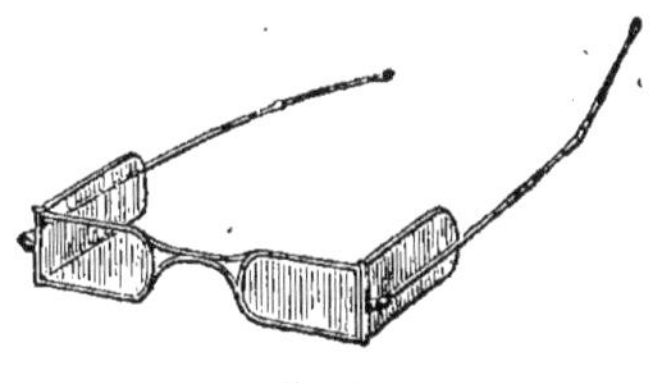

Fig. 55.

se composent de quatre grands verres presque toujours colorés, deux de ces verres s'appliquent le long des branches et peuvent se rabattre sur les premiers pour avoir une plus grande obscurité; mais c'est généralement dans la première position qu'on en fait usage. Ces lunettes sont, dans bien des cas, supérieures aux précédentes; cependant, dans quelques circonstances graves, heureusement rares, on a encore recours aux besicles ordinaires garnies de taffetas, mais seulement d'après un ordre du médecin. Ces mêmes lunettes, garnies de verres sans numéros, sont employées par les personnes qui voyagent en chemin de fer. Pour tous ces mêmes usages, on fait une monture nouvelle (*fig.* 56) : les verres

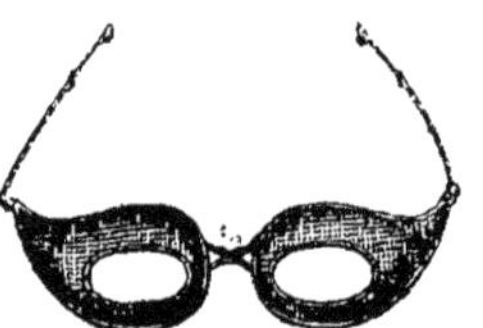

Fig. 56.

blancs ou bleus sont entourés d'une toile métallique qui emboîte le globe de l'œil de manière à le préserver sans l'échauffer; avec ces lunettes, la rapidité du courant d'air et les poussières qui causent tant d'accidents ne sont plus à redouter; si le tissu métallique en était plus serré, si les dimensions en étaient plus variées, si les verres surtout avaient de plus grandes dimensions, l'inconvénient qu'elles ont de circonscrire le champ de vision serait bien amoindri.

Ce même système simplifié (*fig.* 57), mais très peu gra-

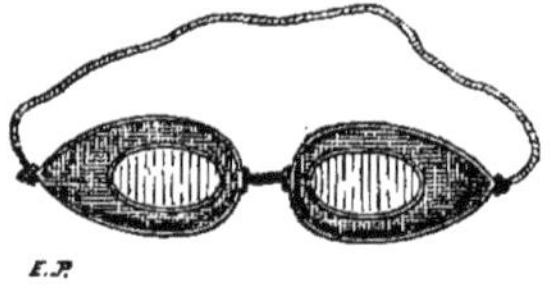

Fig. 57.

cieux, il faut l'avouer, convient à toutes les bourses. Il remplace, sans en avoir les inconvénients, les montures dans lesquelles un tissu métallique se trouve à la place des verres; nous croyons, comme l'auteur du *Manuel des myopes et des presbytes,* que ces lunettes à toile métallique, quoique des opticiens anglais en aient fait l'éloge, sont une invention détestable.

Dans les lunettes dites à cônes, les verres sont remplacés par deux petits cônes, dont les ouvertures varient de 5 à 10 millimètres, elles sont garnies de crêpes ou de taffetas. Elles sont quelquefois fort utiles.

DES BINOCLES, FACES A MAIN, PINCE-NEZ, ETC.

Les binocles représentés *fig.* 58 et 59 étaient fort en

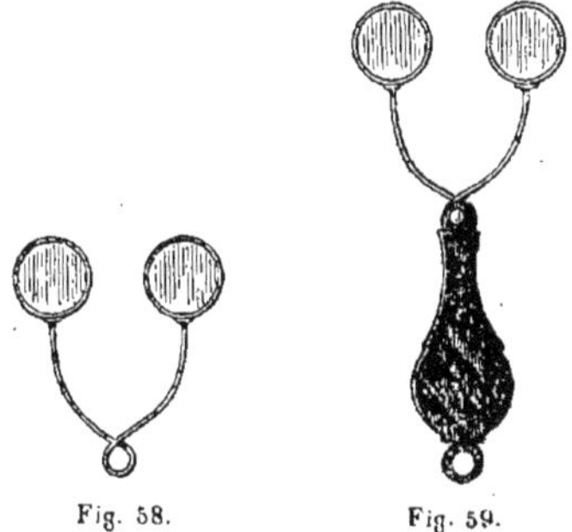

Fig. 58.   Fig. 59.

usage il y a trente ans; pour les tenir on avait la main devant la bouche; la position de la main était gênante, et empêchait de faire la lecture à haute voix.

Les dames les ont remplacées par ce qu'on appelle une *face à main* (*fig.* 60).

Toutes ces montures ont le très-grave inconvénient de ne pas avoir de point d'appui bien fixe, de présenter par conséquent devant les yeux des verres dont le foyer varie à chaque instant, ce qui est très-nuisible; on ne doit donc s'en servir que rarement, pendant de courts intervalles,

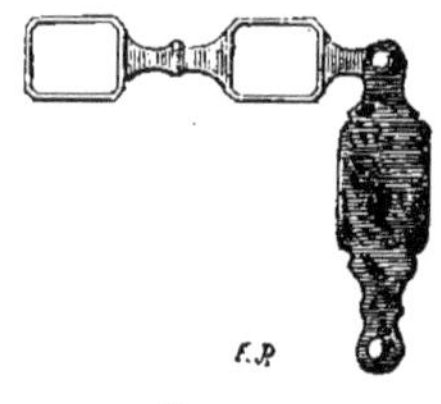

Fig. 60.

et quand on ne peut faire autrement. Une autre face à main (*fig.* 61) présente ces mêmes défauts à un degré moindre à cause de la facilité avec laquelle on la tient.

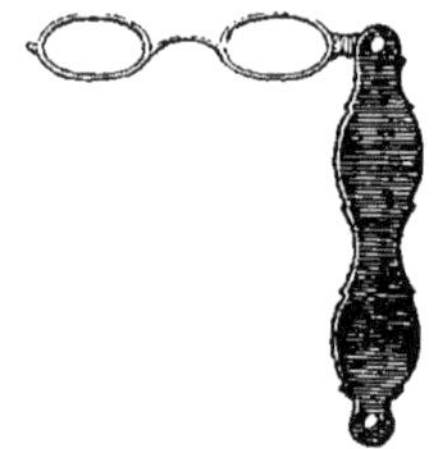

Fig. 61.

Depuis quelques années, l'ancien pince-nez de nos mères, ou *lunette à la bonne femme,* a subi des transformations et des améliorations sans nombre; elles sont telles, qu'il n'est plus reconnaissable, aussi le *pince-nez actuel* est-il, et avec raison, généralement adopté par les hommes. Quelques dames même commencent à s'en servir; après les lunettes à branches, c'est certainement la meilleure monture actuellement employée.

Le *pince-nez* (*fig.* 62 et 63) est en *écaille*, en corne, en acier bleui, en argent ou en or; on le suspend au cou

par un cordon, et il se met dans la poche du gilet les
deux verres superposés; grâce à deux ressorts A, B et à
l'arcade qui en est elle-même un troisième, en deux

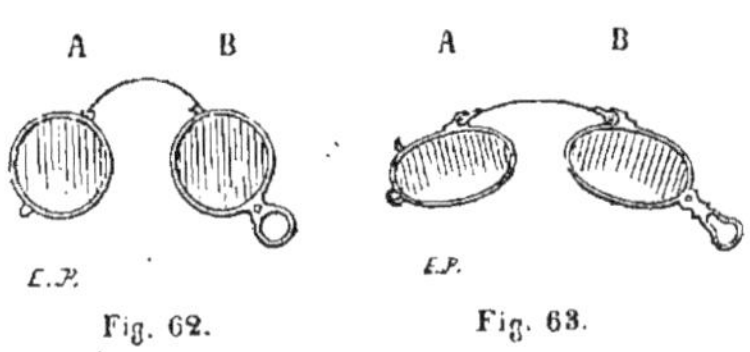

secondes et avec une seule main il est sur le nez. Il se
place très-près des yeux, s'incline à volonté, selon qu'il
est employé à voir de près ou de loin, et, comme il est fort
léger, il tient solidement sans causer une pression pénible.
Il n'a donc pas l'inconvénient des anciennes *lunettes à la
bonne femme* qui se plaçaient sur les ailes du nez, don-
naient une voix nasillarde et laissaient des marques fort
désagréables. Le pince-nez doit être choisi de façon qu'é-
tant sur le nez, le centre des verres corresponde exactement à l'écartement des pupilles, ce qui peut toujours
s'obtenir, l'écartement du centre des verres augmentant
avec leur dimension. On place le pince-nez de manière
que les rayons visuels tombent perpendiculairement sur
les verres; ainsi celui qui s'en sert pour voir de loin ne
le placera pas de même que celui qui s'en sert pour
lire (1). Pour les myopes qui ne portent pas constamment des lunettes, pour les presbytes qui lisent au dehors un journal, un programme, nous pensons qu'après
les lunettes à branches, le pince-nez est la meilleure

---

(1) *Voyez* page 64.

monture dont on puisse faire choix. Ceux en acier bleui sont d'un prix modéré et d'une grande solidité.

Les *lorgnons* à un verre dont se servent les myopes (*fig.* 64 et 65), les petites loupes dont quelques presbytes font usage (*fig.* 66), ont les défauts qui sont com-

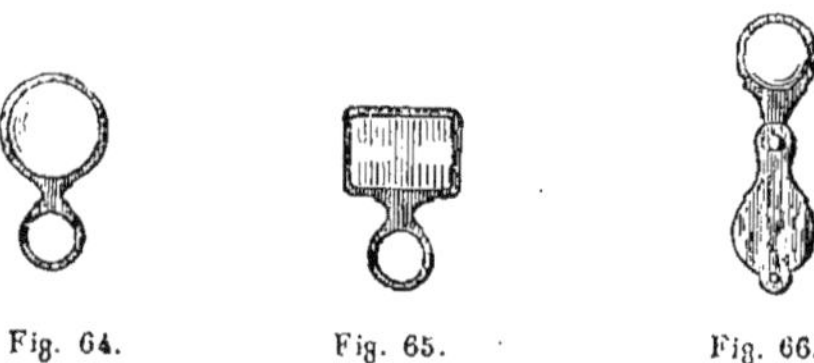

Fig. 64.   Fig. 65.   Fig. 66.

muns à toutes les montures sans branches. Étant tenus à la main, n'ayant pas de fixité, leur foyer varie constamment et l'axe du verre ne correspond presque jamais avec l'axe de l'œil; de plus, la perception des objets ne s'opérant que par un seul œil, l'autre devient semblable à l'œil non exercé des micrographes et de quelques strabistes, parfois aussi les yeux deviennent inégaux en force. Nous engageons donc les myopes qui persistent à faire usage du lorgnon à ne s'en servir que momentanément et le moins souvent possible.

Les presbytes qui, par suite d'habitude, ne peuvent se passer de *loupes,* soit pour distinguer des caractères très-fins, soit pour étudier une carte remplie de détails, feront bien de les prendre d'un grand diamètre, de manière à s'en servir avec les deux yeux; mais la facilité qu'on a d'augmenter à volonté leur grossissement en les éloignant de l'objet rend leur usage dangereux. Les opticiens ont donné, je ne sais trop pourquoi, à ces loupes le nom de Lanstier (*fig.* 67 et 68).

La meilleure loupe destinée à l'usage *exclusif de la lecture* est formée de deux *surfaces de cylindre croisées.*

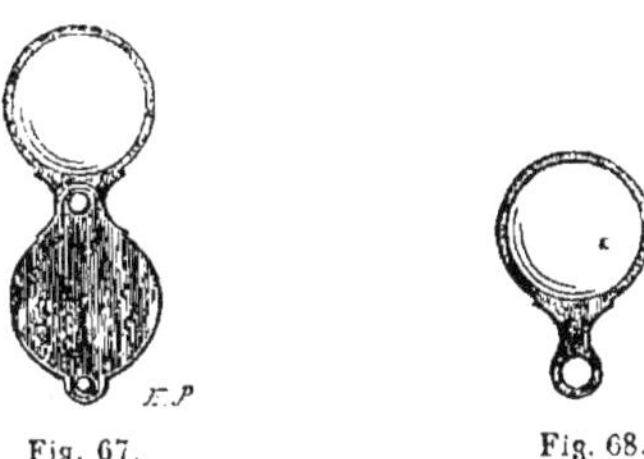

Fig. 67.   Fig. 68.

Sa forme (*fig.* 69) permet d'embrasser, à la fois, avec

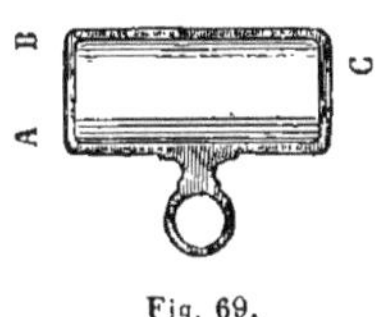

Fig. 69.

netteté, six à huit lignes en hauteur; la surface qui a la plus forte courbure correspond au petit côté A B; l'autre surface, dont l'axe correspond à la ligne B C, a une courbure beaucoup moins forte. Cette loupe, à égalité de grossissement, a moins d'aberration que la loupe à surfaces sphériques.

Ce que nous avons dit des lorgnons et des loupes à lire, nous le répéterons à l'égard des loupes très-fortes dont se servent les horlogers, graveurs et autres (*fig.* 70).

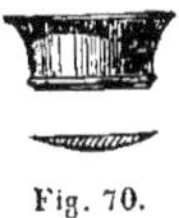

Fig. 70.

Pour ceux-ci, comme il y a nécessité, ils atténueront le mal en faisant choix d'une loupe achromatique d'un foyer convenable, et en ayant l'attention de faire coïncider son axe avec l'axe de l'œil. Nous entendons parler d'une véritable loupe *achromatique* composée de deux verres, l'un en *flint*, l'autre en *crown* (*fig.* 71), réunis ensemble

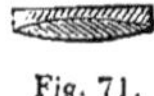

Fig. 71.

par un mastic diaphane, et non pas de la loupe formée de deux verres superposés (*fig.* 72) que l'on vend à tort

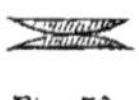

Fig. 72.

comme étant achromatique. Celle-ci est cependant préférable à la loupe simple formée d'une seule lentille biconvexe (*fig.* 70); mais cette dernière étant meilleur marché, elle est généralement employée.

V.

AFFECTIONS DE L'OEIL

POUR LESQUELLES ON DOIT AVOIR RECOURS A L'OPTICIEN.

DE LA FATIGUE D'ACCOMMODATION.
DE L'AMBLYOPIE. — DE LA MYOPIE. — DE LA PRESBYTIE.
— DU STRABISME. — DE LA DIPLOPIE. —
DE LA MYDRIASIS. — DE LA CATARACTE. — DE LA MYODOPSIE.
DE L'OPHTHALMOSCOPE.

DE LA FATIGUE DE L'ACCOMMODATION.

La *fatigue de l'accommodation* constitue une affection des yeux que M. le docteur Desmarres décrit ainsi :

« Tout le monde peut être atteint par cette affection,
» aussi bien celui qui est doué d'une vue normale, que
» celui qui, myope ou presbyte, se sert ou non de
» lunettes convenablement appropriées. Elle se caracté-
» rise par l'impossibilité de poursuivre pendant long-
» temps une lecture ou une occupation qui nécessite une
» certaine application. Elle se développe ordinairement
» sous l'influence de causes générales d'affaiblissement
» ou de causes locales, telles que l'application trop sou-
» tenue des yeux, la lecture à une lumière insuffisante
» ou trop vive, le travail trop prolongé sur de petits
» objets, l'usage de lunettes mal appropriées, les fré-

» quents voyages en chemins de fer, à cause de la fuite
» rapide des objets, etc. (1). »

Le malade se fatigue très-rapidement : s'il persiste, il éprouve une sensation pénible qui va jusqu'à la douleur.

Pour un presbyte ou une vue moyenne, on masquera alternativement un œil; et, si l'on reconnaît que chacun d'eux conserve la faculté de distinguer nettement les caractères fins, de 15 à 40 centimètres, on peut en conclure, d'après M. Desmarres, puisque la faculté de l'accommodation existe, qu'il y a seulement une *faiblesse qui ne porte que sur la durée de l'effort pour l'ajustement de l'œil*. Pour les myopes qui n'ont qu'une étendue très-limitée d'accommodation, il est presque impossible de dire s'ils ont perdu cette faculté.

L'opticien ne confondra pas ces symptômes avec ceux de la presbytie. Il lui suffira de faire approcher des yeux un livre avec des caractères *très-fins*; le presbyte ne pourra les lire, tandis que le malade qui est atteint de la fatigue d'accommodation les lira pendant quelques instants.

Il ne la confondra pas non plus avec l'amblyopie, quoique les symptômes des deux maladies se ressemblent beaucoup. Le malade atteint d'amblyopie ne peut lire à aucune distance les caractères *les plus fins,* tandis que, dans la fatigue de l'accommodation il peut encore les lire un instant. Ces épreuves ne sont pas sans de grandes difficultés; aussi est-il convenable, dans tous les cas, d'adresser les malades au médecin.

---

(1) *Traité théorique et pratique des maladies des yeux*, p. 620, 1858.

Voici le résumé du traitement indiqué par M. Desmarres : Repos des yeux, regarder souvent des objets éloignés. Si l'on est absolument obligé de travailler sur de petits objets, fermer souvent les yeux, ne fût-ce que peu d'instants ; emploi *de verres d'un bleu très-pur* (1) *sans mélange de jaune et de noir* pour le travail ; plus foncés pour le dehors. Pour les presbytes, l'emploi d'un numéro très-faible procurera du soulagement. Pour les myopes qui ne se servent pas de lunettes, prescription d'un numéro très-faible. Toniques sous toutes les formes, douches et fomentations d'eau froide répétées plusieurs fois dans la journée.

Si, après quelques jours, les symptômes ne disparaissent pas, consulter l'homme spécial et bien placer sa confiance.

DE L'AMBLYOPIE.

Les ophthalmologistes reconnaissent à cette maladie un grand nombre de variétés, pour lesquelles ils adressent souvent les malades à l'opticien. Cet affaiblissement nerveux de l'organe de la vision est souvent le résultat d'un travail forcé, aussi bien pour les presbytes que pour les myopes. M. Bonnet (2) appelle l'amblyopie *Disposition à*

---

(1) Le bleu très-pur a l'inconvénient de changer la nuance propre des corps, le jaune devient vert, etc. La teinte bleue, *teinte neutre,* que nous recommandons, page 58, arrête la plus grande partie des rayons jaunes et rouges et ne fait qu'assombrir les objets.

(2) *Des sections tendineuses,* 1841.

la fatigue des yeux et au trouble de la vue. M. Petrequin lui donne le nom de kopiopie, de χοπιάω, *se fatiguer.* Les symptômes donnés par M. Bonnet sont, à très-peu près, les mêmes que ceux décrits plus loin par M. Sichel pour l'amblyopie presbytique, la seule dont nous parlerons. On verra qu'ils ont aussi beaucoup de rapports avec ceux indiqués par M. Desmarres pour la fatigue d'accommodation. Nous avouons pour notre compte qu'il nous paraît très-facile de confondre l'amblyopie presbytique décrite par M. Sichel avec la fatigue d'accommodation. Voici ce que dit M. Bonnet des personnes atteintes d'amblyopie :
« Sitôt qu'elles veulent lire ou travailler, les yeux se trou-
» blent ; un brouillard semble se répandre devant les
» objets qu'elles fixent, et elles éprouvent une douleur
» profonde dans leurs yeux et quelquefois dans toute
» la tête. »

M. Bonnet prescrit les dérivatifs sur les pieds, sur le tube digestif et la peau.

L'amblyopie presbytique est quelquefois compliquée de congestion oculaire ; elle atteint particulièrement les presbytes qui ont la vue faible, ceux qui ne suivent pas les règles hygiéniques et qui ne prennent pas les lunettes à temps, dans la crainte de se vieillir ; alors, leur vue se fatigue, se trouble, et il leur est presque impossible de se livrer au moindre travail ; beaucoup de personnes sont même obligées de changer d'état.

Voici, d'après le docteur Sichel, les symptômes qui caractérisent l'amblyopie presbytique (1) :

____

(1) Leçons cliniques sur les lunettes, page 32.

« Cette affection survient par suite de l'accommodation
» forcée et continue, lorsqu'un presbyte s'est livré, pen-
» dant un temps plus ou moins considérable, tantôt pen-
» dant des années, tantôt pendant des mois seulement,
» à un travail assidu sur des objets petits et tenus très-
» rapprochés de l'œil. Dans les plus hauts degrés de la
» presbytie, elle survient de très-bonne heure et même
» à un âge peu avancé; on la voit parfois sur des indivi-
» dus de dix à quinze ans, lorsqu'à peine ils ont com-
» mencé à embrasser un des états qui disposent à la
» maladie. Celle-ci se développe d'autant plus prompte-
» ment que la vue est plus longue et que le travail est
» plus assidu et plus fatigant. Sa marche est en général
» lente; les symptômes, qui se manifestent principale-
» ment vers la fin de la journée, durent peu au début,
» et se renouvellent par intervalles. Ainsi, le soir, le ma-
» lade éprouve une fatigue des yeux, un trouble de la
» vision, comme un voile qui lui passe devant les yeux,
» quelquefois aussi une sensation de gêne qui devient
» parfois douloureuse. Les objets cessent momentané-
» ment d'être perçus avec netteté. La vue se rétablit dans
» le principe, lorsque le malade éloigne beaucoup les
» objets; après quelque temps il est forcé, pour obtenir
» le même effet, de suspendre momentanément le travail
» ou de fermer les yeux pour un instant. Ce qui carac-
» térise surtout l'affection, c'est qu'en commençant à
» travailler, le malade voit parfaitement, et que ce trouble
» de la vision, désigné vulgairement sous le nom de *ber-*
» *lue,* ne survient qu'au bout d'un certain laps de temps:
» la durée de cet intervalle, pendant lequel la vue

6.

» s'exerce avec netteté, est variable; cependant elle est
» toujours d'autant plus courte que l'affection est plus
» avancée. Au début, le phénomène n'a lieu que le soir
» à la lumière artificielle, ou dans la journée quand il fait
» sombre. L'intensité du trouble est fort peu considéra-
» ble, et il ne survient qu'après un travail fort prolongé,
» comme, par exemple, fort avant dans l'après-midi. Si
» l'affection persiste, les accès commencent vers midi et
» se répètent plus fréquemment; puis ils surviennent
» après plusieurs heures et même une heure de travail;
» enfin, ils avancent et se prolongent de plus en plus : ils
» surviennent dès le matin, après quelques minutes d'oc-
» cupation, et le malade finit par être forcé de suspendre
» le travail à chaque instant et par ne plus pouvoir lire
» que quelques lignes ou quelques mots à la fois. Il est
» caractéristique que, même alors, le malade y voit en-
» core nettement quand il commence à travailler; seule-
» ment, à la lumière artificielle ou dans les endroits
» sombres, il éprouve, même en commençant, une cer-
» taine difficulté à voir. Il est également caractéristique
» que des verres convexes plus ou moins forts, selon la
» portée de la vue et le degré de l'affection, font cesser
» le trouble et donnent à la vision de la netteté, de la
» force, et de la durée au travail. Lorsque le malade con-
» tinue à ne pas se servir de lunettes, le trouble visuel
» augmente de plus en plus et le force à suspendre en-
» tièrement ses occupations, une courte interruption ne
» suffisant plus pour rétablir la vision. S'il ne cesse le
» travail, la faiblesse de la vue augmente davantage,
» devient permanente et finit par se transformer en une

» amaurose, qui, comme l'amblyopie qui l'a précédée, à
» moins de complications dont nous allons parler tout à
» l'heure, a le caractère de l'amaurose asthénique et
» éprouve des modifications particulières par l'usage des
» lunettes, comme nous le dirons plus tard.

» Cette espèce d'amblyopie se montre surtout fréquem-
» ment chez les tailleurs, les cordonniers, les peintres
» en miniature, les graveurs, les typographes, les horlo-
» gers, les bijoutiers, les commis aux écritures, les
» hommes de lettres, les couturières, les blanchisseuses
» de fin, etc. Dans toute la classe si nombreuse de per-
» sonnes qui travaillent sur de petits objets, elle est
» tellement répandue qu'il m'est quelquefois arrivé à ma
» clinique de rencontrer trois cas de cette maladie sur
» quinze à vingt consultants. Pour expliquer cette fré-
» quence extrême, il suffira de réfléchir à tout ce que
» nous avons dit jusqu'ici sur les causes de cette affection,
» et de considérer que toutes les professions désignées
» ci-dessus exigent pendant le travail que les bras soient
» plus ou moins pliés, tandis que la majeure partie des
» presbytes ne voient nettement et sans fatigue qu'à peu
» près à la longueur des bras étendus. »

Quand l'affection n'est pas compliquée et qu'elle est à
son début, M. Sichel ordonne un traitement extrêmement simple : interdire tout travail ou en réduire la
durée, et l'interrompre souvent; exercer la vue sur des
objets distants. Emploi des verres convexes s'il y a nécessité. Bassiner les yeux avec de l'eau fraîche à laquelle
on peut ajouter, après plusieurs jours, une cuillerée
à bouche d'eau-de-vie par verre.

Comme l'amblyopie est un état anormal de la rétine, si, après quelques jours du traitement hygiénique indiqué plus haut, on ne trouve pas une amélioration notable, on ne saurait trop se hâter de consulter un médecin.

***

DE LA MYOPIE.

Tout le monde sait que la portée de la vue varie selon les individus (1); on a donné le nom de vue basse ou myope, de *μύειν*, *cligner*, à ceux qui ne distinguent nettement que les objets rapprochés.

Quoique les caractères extérieurs de la myopie soient bien peu certains, nous allons les rappeler : œil volumineux, protubérance de la cornée et de la sclérotique, clignotement, strabisme convergent seulement quand la myopie est très-prononcée (2). En essayant des verres convexes, le myope les trouve grossissants, il voit moins bien, et il est obligé d'approcher davantage les objets de ses yeux qu'à la vue simple.

La myopie n'est pas une maladie, mais bien un vice de conformation qui ne permet pas de distinguer nette-

---

(1) Voyez la théorie des lentilles et la figure 27, page 23. *De la vision*.

(2) Nous supprimons entièrement le caractère de l'ouverture plus ou moins grande de la pupille donné par plusieurs auteurs. Nous avouons n'avoir jamais trouvé que les myopes eussent une pupille bien différente de celle des presbytes : les uns comme les autres l'ont quelquefois très-dilatée et d'autres fois très-étroite. Selon nous, ce caractère doit donc être supprimé.

ment les objets éloignés; en d'autres termes, c'est l'accommodation de l'œil à la vision des objets rapprochés, ou la vue des détails.

La réfraction trop puissante de l'œil vient former l'image d'un objet éloigné en deçà de la rétine; si on rapproche cet objet de l'œil, le foyer allant se former plus loin, il y a une distance où l'image tombe exactement sur la rétine. L'emploi des verres divergents ou concaves reculant le point F' (*fig.* 27, page 23) où se croisent les rayons, les fait arriver en F sur la rétine; aussi les myopes ont-ils recours à ces sortes de verres; plus la vue sera basse, plus le verre devra être d'un numéro fort (1). L'un ne peut lire qu'à deux ou trois centimètres, l'autre à quinze ou vingt; ces différences établissent les divers degrés de vue basse, et servent approximativement à choisir le numéro des verres. Le plus grand nombre des myopes emploient des verres compris entre les numéros 12 et 24.

Cette affection peut être héréditaire ou acquise, quelquefois elle a pour cause l'habitude de regarder les objets de trop près, comme l'exigent beaucoup de professions,

---

(1) **M.** Sichel nous paraît vraiment trop exclusif quand il proscrit l'emploi de verres plus forts que le n° 9! Que peut faire un opticien quand un myope habitué au n° 3 se présente pour avoir une paire de lunettes? pourra-t-il déterminer son client, dans l'intérêt de sa vue, à prendre un numéro beaucoup plus faible, si celui-ci lui déclare qu'il n'y voit pas à se conduire avec ce numéro? Plus que personne, quand nous exercions, nous avons toujours cherché à faire prendre des lunettes aussi faibles que possible; car la première condition, c'est d'être aidé assez pour y voir.

la mauvaise habitude contractée par les écoliers qui se courbent sur leur travail. La myopie acquise peut venir aussi d'une congestion oculaire, de l'habitation dans les lieux obscurs; on a vu des presbytes devenir myopes, cela provient presque toujours de la mauvaise habitude qu'ils ont de se pencher sur leur travail. Un exercice prolongé avec des verres concaves de plus en plus forts finit par rendre myope; c'est ce que font quelques jeunes gens qui cherchent à s'exempter de la conscription; ajoutons que ces essais ne sont pas sans danger. S'il est possible de devenir myope par les causes que nous venons de signaler, il doit être possible à quelques myopes, surtout s'ils sont jeunes, en se servant de verres de moins en moins forts, en éloignant le plus possible et progressivement leur travail, en s'exerçant souvent à regarder des objets éloignés, d'améliorer leur vue. Pour cela ils doivent remplacer leurs verres par d'autres plus faibles; les premiers jours ils y voient un peu moins bien, il est vrai, mais la plupart finissent par s'habituer. Nous ne pouvons nous dissimuler toutefois qu'il faut, pour arriver à ce résultat, une certaine force de volonté et un organe bien constitué. Dans tous les cas, ces tentatives devront être progressives, et elles ne devront pas être poussées jusqu'à une fatigue douloureuse.

Les vues myopes sont peu nombreuses dans les campagnes; là, en effet, l'homme ne fixe que bien rarement des objets situés à une petite distance. Dans les villes, outre les professions qui exigent l'emploi de loupes très-fortes, les jeunes gens lisent, écrivent, dessinent du matin au soir; aussi n'est-il pas rare de voir bon nombre de ces jeunes gens se servir de verres concaves. C'est dans l'emploi de ces verres qu'il faut être prudent, en ne prenant que le numéro qui est absolument nécessaire pour voir nettement sans diminuer les objets. Dans le cas d'une myopie peu prononcée, on ne devra faire usage de lunettes que pour voir de loin et *seulement quand on veut bien voir*. Si la myopie est telle que, pour écrire, on soit obligé d'avoir les yeux à quelques centimètres du papier, deux paires de lunettes seront alors indispensables, l'une pour voir de loin, l'autre pour travailler, cette dernière beaucoup moins forte.

« Bien peu de personnes, dit M. Desmarres, veulent » se persuader que l'usage de deux paires de lunettes de » force différente puisse être utile; elles regardent cet » avis donné par les opticiens comme un moyen com- » mercial, et aggravent leur état en se servant de lunettes » qui, en quelques circonstances, ne s'adaptent plus à » leur vue. »

La myopie, en général, diminue avec l'âge; ainsi, la plupart des myopes au premier degré qui se servent du n° 60 au n° 20 concave sont obligés plus tard, pour voir de près, d'avoir recours à des verres convexes très-faibles.

L'opticien ne doit pas confondre la myopie simple avec celle compliquée d'amblyopie; dans le premier cas, le myope lira très-facilement dans un endroit obscur de très-petits caractères, tandis que, s'il y a complication d'amblyopie, il ne les distinguera pas.

Les myopes doivent employer des verres aussi faibles que possible; mais il est essentiel cependant qu'ils y voient nettement, sans que pour cela les objets leur paraissent diminués. Si une vive lumière fatigue, on aura des verres légèrement teintés, enfin si la myopie est des plus fortes, il sera bon de diminuer un peu l'écartement des verres des lunettes qui servent à travailler, à cause de la grande convergence de l'axe des yeux.

Plusieurs chirurgiens distingués, frappés des améliorations notables qui s'étaient produites dans des vues basses à la suite de l'opération du strabisme, ont pensé que la section des mêmes muscles pouvait guérir la myopie. MM. Phillips de Liége, Guérin et Florent Cunier ont obtenu des cas de guérison en rétractant les muscles *droit interne* et *droit externe*. Par la section du muscle *petit oblique*, M. Bonnet, qui a eu beaucoup de succès dans les cas de vue louche, quelques-uns compliqués d'amblyopie, cite plusieurs cas de guérison de myopie obtenus par la même opération. Quoi qu'il en soit, cette opération n'est pratiquée que par un petit nombre de chirurgiens, et nous croyons qu'elle ne doit être faite qu'avec une grande réserve.

Nous avons été obligés, en traitant *du foyer et du numéro des verres*, d'intercaler plusieurs faits qui eussent peut-être été mieux placés ici. Nous renvoyons donc à ce chapitre et au quatrième les personnes qui désirent avoir des renseignements plus étendus sur la myopie et la presbytie.

DE LA PRESBYTIE.

·La presbytie, de πρεσβυς, *vieillard,* est le contraire de la myopie. L'œil du presbyte distingue très-bien les objets éloignés, mais l'image des objets rapprochés va se former au delà de la rétine ; l'œil n'est donc pas assez convergent. L'emploi des verres convexes rapprochant le point où se trouve l'image en F (1), le numéro approprié la fera arriver en F′ sur la rétine.

Les presbytes ont donc besoin de verres convexes d'autant plus forts que la cornée et le cristallin se sont aplatis, soit par le desséchement, soit par la qualité des secrétions, soit par d'autres circonstances encore peu connues. D'après cela, on comprend pourquoi les personnes opérées de la cataracte (le cristallin n'existant plus) ont besoin des verres convexes les plus forts.

Les campagnards ont presque tous la vue longue, parce que journellement ils portent leurs regards vers des objets éloignés, et qu'ils n'ont que rarement des occasions de regarder de petits objets rapprochés. Qui n'a été surpris de voir des gens de la campagne reconnaître divers travailleurs à plus d'un mille de distance, alors que le citadin, malgré sa vue longue, n'apercevait que des blouses bleues et des chapeaux de paille. Aussi les gens de la campagne sont-ils forcés, pour lire, de prendre des lunettes, et comme ils attendent le plus tard possible, ils sont presque toujours obligés d'avoir recours à des numéros forts.

______

(1) *Voyez* la fig. 28, p. 24. *De la vision.*

Les signes extérieurs de la presbytie sont encore moins certains que ceux de la myopie, ce qui s'explique par les modifications de courbure et de densité que peuvent subir les parties intérieures. En général, les yeux sont peu saillants, la cornée est aplatie; les presbytes ont besoin d'une grande lumière; le seul caractère certain est le besoin d'éloigner les petits objets pour les voir distinctement; le charlatanisme seul peut avoir la prétention de ne *jamais confondre, à la simple inspection, un œil myope avec un œil presbyte.*

La presbytie peut être congénitale, elle est souvent héréditaire, et quelquefois, mais rarement, elle naît d'une manière soudaine sans cause connue. Elle peut être développée par l'habitation des lieux obscurs. La marche de la presbytie est lente en général, à moins qu'on n'attende trop longtemps pour avoir recours aux besicles. Sa marche est rapide quand on fait usage dès le commencement de verres trop forts.

C'est vers l'âge de 40 à 45 ans, quelquefois de 15 à 25, que le presbyte a recours aux lunettes. Pour distinguer nettement les petits objets, il est obligé de les éloigner; bientôt cette distance ne suffit plus : s'il lit, les caractères se superposent et se confondent, surtout le soir et dans les endroits sombres; il est obligé d'interrompre, puis les interruptions deviennent plus fréquentes et plus longues; il ressent des douleurs assez vives; enfin, s'il persiste à ne pas prendre de besicles, au bout de quelques mois il ne peut plus s'en passer, et il est obligé d'avoir recours à un numéro beaucoup plus fort.

Il ne faut pas le cacher, l'emploi des lunettes, en fixant la portée de la vue, tend toujours à diminuer la faculté d'adaptation, et plus on se sert d'un numéro fort, plus cette faculté diminue; les presbytes doivent donc, encore plus que les myopes, s'exercer (1) fréquemment à regar-

---

(1) Nous pourrions nommer une foule de personnes presbytes qui, depuis bien des années, emploient les besicles et qui se servent encore d'un numéro faible. Nous citerons deux exemples seulement : M. l'amiral Mathieu emploie depuis douze ans le n° 72, avec lequel il voit à merveille. Je dois ajouter que M. l'amiral Mathieu emploie les moyens hygiéniques recommandés aux presbytes, c'est-à-dire qu'il regarde, aussi fréquemment que ses nombreuses occupations le lui permettent, de gros objets situés à des distances éloignées, et qu'il interrompt souvent son travail pendant de courts intervalles.

Personnellement, je suis presbyte, et, comme tous les presbytes, j'ai besoin d'une vive lumière; j'ai eu recours aux lunettes il y a dix ans, j'ai commencé par le n° 72, puis le n° 60, quand il y a six ans je fus atteint d'une conjonctivite extrêmement grave qui dura près de deux mois, conjonctivite qui survint à la suite d'un travail forcé à la lumière; je dus ma guérison aux soins éclairés et désintéressés du docteur Desmarres, auquel j'exprime ici ma reconnaissance.

A la suite de cette maladie, je fus obligé de prendre le n° 36 et d'adopter pour le soir des verres d'un bleu gris clair périscopiques du même numéro; actuellement j'en suis au n° 24, avec lequel je vois parfaitement, et, grâce à mes verres bleus, je peux travailler des soirées entières sans éprouver la moindre fatigue; je dis grâce à mes verres bleus, car si je prends par mégarde la monture garnie de verres blancs du même numéro qui me sert le jour pendant plusieurs heures sans éprouver la moindre fatigue, je ne peux pas travailler plus d'une demi-heure sans éprouver un picotement, une cuisson qui me mettent dans l'impossibilité de continuer plus longtemps. Cela prouve que mes yeux ne peuvent

der des objets éloignés, après et pendant la lecture ou un travail assidu. S'ils persistent à regarder sans interruption de petits objets sans jamais s'exercer à voir à distance, ils finissent par perdre la faculté d'adaptation, et sont bientôt après obligés d'avoir recours d'abord à un numéro faible pour voir de loin, ce qui augmentera infailliblement la presbytie, puis il faudra bientôt en prendre un plus fort, et le mal ira ainsi en s'aggravant.

C'est une erreur de croire que les presbytes doivent souvent changer le numéro de leurs lunettes; à moins d'une forte maladie ou d'un accident local, le même numéro peut servir plusieurs années; on le conservera d'autant plus longtemps qu'on observera mieux les règles hygiéniques que nous donnerons ci-après. Les symptômes qui indiquent que les verres ne sont plus assez forts sont exactement les mêmes que ceux qui indiquent qu'il est temps de prendre des lunettes : difficulté de voir les petits objets à la distance de la vision distincte, nécessité de les éloigner, impossibilité de les voir nettement quand ils sont très-petits, la fatigue ne tarde pas à se manifester si l'on persiste à les regarder. Les verres dont on a fait choix doivent faire voir les objets nettement et à une distance commode pour le genre de travail auquel ils sont destinés, et ils ne doivent être employés que pour voir *à cette même distance*. S'il s'agit de petits ca-

---

supporter les rayons rouges et jaunes qui émanent des lumières artificielles, même ceux envoyés par une excellente lampe qui, recouverte d'un abat-jour vert, donne une lumière bien préférable à celle des chandelles et des bougies.

ractères d'imprimerie, ils doivent être très-nets, très-noirs, mais pas ou excessivement peu amplifiés, cela est très-important. Si deux numéros font voir également bien, on doit faire choix du moins fort. Il sera aussi très-important de s'assurer si les deux yeux sont d'égale force (1), quelquefois l'un a besoin d'un verre plus convergent que l'autre; il arrive même, mais rarement, que l'un est myope et l'autre presbyte.

Comme moyen hygiénique et conservateur, M. Sichel recommande d'éloigner les objets le plus possible pendant le travail, tout en conservant leur netteté, tandis que la plupart des opticiens recommandent de les maintenir à la distance qui procure *le maximum de netteté;* ce qui nous semble tout à fait rationnel. Interrompre souvent le travail, ne fût-ce qu'une demi-minute, et porter la vue sur des objets distants, est le meilleur moyen d'empêcher la vue de baisser ou de s'affaiblir. Après ces importantes recommandations, M. Sichel dit (2) « avoir vu céder, » après l'emploi de ce seul moyen, toute fatigue mena- » çante que des presbytes avaient ressentie après de longs » travaux non interrompus, et qui, quelquefois, prélu- » dait déjà à l'amblyopie. . . . . Mieux on observera » ces règles, plus les yeux seront durables au travail, » et plus tard on subira la nécessité de se servir de » lunettes. »

M. Desmarres, se fondant sur ce fait que les presbytes ont besoin d'une vive lumière, dit avec beaucoup de

---

(1) *Voyez* page 111.
(2) *Leçons cliniques,* page 18.

logique que *les conserves colorées sont très-nuisibles aux presbytes* (1). Cela peut être vrai pour le plus grand nombre des presbytes, mais nous en connaissons beaucoup, et moi-même je suis du nombre de ceux-là, qui, pour éviter les rayons jaunes et rouges des lumières artificielles, ne peuvent s'en passer.

On devra, autant que possible, ne pas donner aux enfants disposés à la presbytie un état qui les obligerait à travailler sur des objets tellement petits, qu'ils ne puissent être vus qu'à l'aide de loupes ou de verres extrêmement forts.

STRABISME OU VUE LOUCHE.

Le strabisme est le désaccord qui existe entre les deux axes visuels. Il est continu ou intermittent, interne ou externe.

La lumière arrivant toujours du même côté et l'habitude de se servir d'un seul œil peuvent causer le strabisme chez les enfants. Il peut être déterminé chez les adultes par une foule de maladies du globe oculaire. Dans le strabisme simple, la vision ne s'exerce qu'avec l'œil sain; quand on le ferme, l'œil dévié, quoique généralement plus faible, revient presque toujours vers l'objet qu'on veut regarder. Quand le strabisme est compliqué d'une autre maladie du globe oculaire, les choses ne se passent pas de même : alors sans tarder on doit consulter un médecin oculiste.

---

(1) *Maladies des yeux,* 1858, page 407.

Le moyen le plus simple pour guérir le strabisme consiste à exercer seul l'œil louche. On couvre d'un bandeau l'œil sain, et l'on exerce l'autre à voir des objets placés du côté opposé à la déviation ; ces exercices peuvent être faits en face d'une glace, le malade voit lui-même ses progrès. Après avoir exercé l'œil à voir à distance, on pourra lire pendant quelques instants, en tenant, bien entendu, le livre du côté opposé à la déviation.

L'emploi des coquilles connues sous le nom de *louchettes* réussit très-rarement ; elles ne sont employées que pour les enfants. Si le strabisme est simple et alternatif, on perce deux trous assez larges d'abord, en ayant soin qu'ils se trouvent bien exactement vis-à-vis de la place que devraient occuper les deux pupilles, l'enfant les conserve deux à trois heures, puis s'il se sent par trop fatigué, on les lui fait quitter pour les reprendre après quelques instants de repos. Quand la déviation n'existe que pour un œil, on ne fait pas de trou à la coquille qui correspond à l'œil sain.

Les louchettes, nous le répétons, réussissent rarement ; elles ont en outre l'inconvénient d'échauffer beaucoup les yeux ; pour les jeunes enfants qui ne peuvent garder des lunettes sur leur tête, c'est cependant le seul moyen employé.

Si la personne a l'âge de raison, il vaut mieux employer des lunettes à verres ronds, un peu grands, de manière à couvrir entièrement les yeux. L'écartement de leur centre doit correspondre exactement à celui que devrait occuper les deux pupilles. Le côté de l'œil sain A (*fig.* 73), est entièrement masqué par du taffetas d'Angle-

7

terre collé intérieurement sur le verre plan, ou par un vernis noir non miroitant; l'autre l'est à moitié, de façon que, dans le cas de strabisme externe, comme le montre la figure, l'œil dévié soit ramené progressivement vers la partie B laissée à découvert. Si le strabisme est interne, la partie non couverte sera extérieure. Souvent les verres sont remplacés par des plaques métalliques minces et noircies dont l'ouverture est rendue mobile au moyen d'une vis. Ces lunettes doivent être garnies de taffetas noir (non indiqué sur la figure).

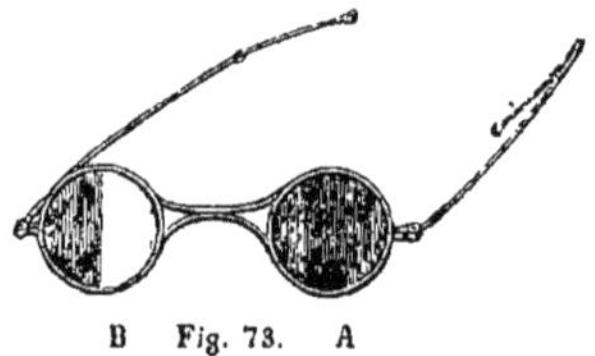

B　Fig. 73.　A

Wollaston a imaginé, pour la guérison du strabisme, l'emploi de deux miroirs métalliques fixés sur une monture de besicles et rendus mobiles à l'aide d'une vis de rappel. Ce moyen est à peu près abandonné. Les prismes ayant la propriété de dévier les rayons lumineux vers leur base, on a proposé de placer devant les yeux louches des prismes d'un angle qui soit en rapport avec la déviation, c'est en général de 1 à 15 degrés. Si la déviation a lieu en dehors, la base du prisme sera en dedans, et alors l'image ramenée par le prisme se fond avec l'image vraie. On substitue progressivement des prismes moins forts au premier prisme employé. M. Desmarres nous apprend que le muscle *droit interne* est doué d'une puissance de déviation bien plus grande que le muscle externe. Le premier peut vaincre la déviation d'un prisme de 14 à 15 degrés, dont la base serait tournée en dehors, tandis que l'externe peut à peine fondre l'image sous un prisme de 7 à 8 degrés. Les muscles qui agissent dans le sens vertical sont, paraît-il, à peu près rebelles à l'emploi du prisme.

En 1838, Stromeyer imagina, pour détruire le strabisme, de couper le muscle ou les muscles qui, par leur trop grande force relativement aux muscles antagonistes, maintenaient l'œil dévié. Beaucoup d'opérations ont été faites : quelques-unes ont réussi, plusieurs ont amené un strabisme en sens inverse, accompagné de diplopie (vue double), ce qui est pis. M. Bonnet (1) dit de cette opération : « Quand la diplopie n'existe pas avant l'opération, » celle-ci la fait naître souvent. Quand au contraire la » vue double accompagne le strabisme, la section du » muscle rétracté fait presque toujours cesser cette alté- » ration de la vue. » Nous devons ajouter que M. Bonnet a obtenu un grand nombre de guérisons parfaites sur des personnes de quatre à trente ans et plus. C'est au chirurgien prudent à juger les cas où l'opération a beaucoup de chances de réussir; l'expérience paraît avoir prouvé qu'elle ne doit pas être faite sur des vieillards.

DE LA DIPLOPIE.

La diplopie peut être bi-oculaire ou uni-oculaire ; elle

---

(1) *Des sections tendineuses*, 1841.

apparaît d'ordinaire brusquement et souvent, elle est la conséquence d'une autre maladie. L'œil diplope est généralement dévié. L'emploi des mêmes lunettes que pour le strabisme est souvent ordonné, particulièrement les verres prismatiques; si l'œil est dévié en dehors, le sommet du prisme sera intérieur, et réciproquement.

DE LA MYDRIASIS.

La mydriasis est une affection de l'iris qui survient souvent instantanément à la suite d'un choc violent, tel qu'un coup de pierre, de fleuret, etc. La pupille devient immobile et dilatée, on ne peut supporter la lumière, et l'on ne voit plus que confusément avec l'œil blessé. Le médecin ordonne presque toujours l'emploi de lunettes garnies du côté de l'œil malade d'une plaque métallique mince et noircie, percée d'un très-petit trou en face la pupille, ou plus simplement d'une carte noircie percée d'un trou d'épingle. L'œil malade s'habitue successivement à l'éclat du jour.

Les lunettes à cônes modifiées par M. Donders, d'Utrecht, qui leur a donné le nom de sténopéiques, sont aussi fréquemment employées. Dans ces lunettes, les verres sont remplacés par des plaques métalliques noircies et percées d'un trou d'environ deux centimètres de diamètre, sur lequel est adapté un petit cône également noirci. Le perfectionnement de M. Donders consiste à avoir rendu les cônes, fixés sur la plaque mince, mobiles à l'aide d'une vis. Elles sont employées pour la mydriasis, les taches sur la cornée, les cataractes assez avancées, et dans une foule d'autres cas. Nous avons vu des malades, avec ces sortes de lunettes, se livrer à la lecture sans trop de fatigue, tandis qu'ils ne pouvaient déchiffrer une seule ligne avec les lunettes ordinaires.

Dans les cas incurables, les malades pourront reprendre leurs occupations en se servant tout simplement de verres convexes dont la force sera mesurée comme pour les presbytes.

DE LA CATARACTE.

La cataracte est une maladie du cristallin ou de sa capsule. L'opération de la cataracte était, dit-on, connue des anciens Égyptiens et même dans l'Inde ; ce qui est certain, c'est qu'elle était pratiquée à Rome du temps de Galien. On sait qu'il existe deux méthodes de faire disparaître le cristallin, l'une par abaissement, l'autre par extraction.

C'est surtout après l'opération de la cataracte que les lunettes sont indispensables. Outre les verres colorés qui sont toujours prescrits très-foncés et garnis de taffetas noir, puis un peu moins sombres après un certain temps, afin de s'habituer peu à peu à la lumière du jour, les opérés de la cataracte étant privés de cristallin, ont besoin de verres très-forts n°ˢ 2 à 4 pour lire et d'un numéro qui varie du 4 au 8 pour marcher ; ce n'est guère que deux mois après l'opération qu'on permet l'usage des verres blancs. Comme pour les presbytes, on

doit faire prendre à ces malades des verres aussi faibles
que possible, et il arrive fréquemment qu'ils les changent
quelques semaines après contre des verres plus faibles
encore (1).

Après l'opération de la pupille artificielle, quand le
cristallin a été détruit, on doit faire essayer les verres à
cataracte.

MYODOPSIE, OU FILAMENTS VOLTIGEANTS,
IMAGINATIONS PERPÉTUELLES.

On a donné le nom de myodopsie à la vision de filaments, de taches plus ou moins diaphanes, de formes les
plus variées, qui se présentent au malade avec les caractères d'une grande mobilité et qui se déplacent subite-
ment quand l'œil fixe un point élevé, puis qui redescen-
dent lentement dans diverses directions, l'œil restant
immobile.

Beaucoup de personnes s'inquiètent de ces apparitions,
elles s'imaginent que ce sont des symptômes précurseurs
de quelque grave maladie, tandis qu'ils sont simplement
gênants. Deux de nos amis, tous deux peintres, s'en
sont préoccupés très-vivement pendant plusieurs années;
l'un d'eux en est actuellement débarrassé. Moi-même

---

(1) Nous connaissons particulièrement une pensionnaire de la
Salpêtrière, madame Thétard, que nous avions recommandée à
M. Desmarres. Elle a été opérée à sa clinique il y a six ans, et
malgré ses quatre-vingts ans elle exécute encore aujourd'hui les
travaux les plus beaux et les plus délicats qu'on puisse voir en
broderie. Elle se sert du n° 4 1/2 pour travailler.

étant jeune j'ai éprouvé cette vision presque continuelle de filaments voltigeants, ils se sont dissipés d'eux-mêmes.

Suivant MM. Desmarres et Sichel, leur apparition est souvent due à l'emploi de verres trop forts; ils peuvent y contribuer, mais des trois exemples que nous venons de citer, une seule personne se servait de verres concaves; ces auteurs recommandent de prendre des verres plus faibles si l'on se sert de lunettes, et de ne pas s'exposer à une vive lumière. Le dernier avis indique l'emploi des verres colorés, dont il ne faudra pas cependant abuser.

VI.

DES SOINS

QUE DOIT PRENDRE L'OPTICIEN POUR L'ESSAI DES LUNETTES.

L'opticien devra se garder de faire essayer les verres dans des pièces à main sans branches renfermant plusieurs numéros : le peu de fixité de ces montures, leur inclinaison variable à chaque mouvement de la main étant autant de causes d'erreur pour le bon choix du numéro. Chaque magasin devra être pourvu de montures nombreuses, garnies de tous les numéros de verres convexes et concaves pour hommes et pour femmes. Si l'on essaye plusieurs paires de souliers pour en trouver une qui soit juste au pied, on ne doit pas craindre de passer un quart d'heure, une demi-heure, s'il le faut, pour faire choix d'une bonne paire de besicles. Si les verres sont trop forts ou trop faibles, si la monture ne remplit pas les conditions prescrites, cela peut déterminer non-seulement de la fatigue, mais amener des désordres graves dans le plus précieux de nos organes!

L'essai des verres est une chose assez importante pour le faire avec le plus grand soin. Il y a deux méthodes : la première, que nous allons décrire, est celle que nous avons toujours suivie; l'autre consiste dans l'emploi de l'optomètre (1). Si le client est presbyte ou au moins si on le suppose tel, on doit, pour essayer les verres, lui faire

---

(1) L'appareil importé d'Allemagne et imaginé par Scheiner pour déterminer la distance de la vision distincte des myopes et des presbytes, porte le nom d'optomètre. Il consiste en deux petits trous d'épingle dont la distance est moindre que le diamètre de la pupille, et qui sont percés dans un écran mince tel qu'une carte; si, dans une direction perpendiculaire à cette carte, on fait marcher dans une coulisse un verre dépoli sur lequel on tend un fil noir, ou bien si l'on a tracé à l'encre une ligne noire sur un papier blanc, quand cette mire sera près de l'écran, le trait noir sera vu double; si on l'éloigne progressivement, on trouve un point où il est vu simple; ce point est la distance de la vision distincte de la personne; si on le dépasse, le trait redevient double. Sur la règle de cet appareil sont tracées des divisions indiquant les distances et vis-à-vis desquelles se trouvent gravés les numéros des verres auxquels elles correspondent.

Les opticiens qui n'auraient pas d'optomètre et qui voudraient employer un moyen analogue, mesureront, à l'aide d'un ruban divisé, la distance de la vision distincte; ceux auxquels on envoie pour unique renseignement la distance de la vision parfaite, et qui n'auraient pas de table calculée à l'avance, pourront en établir une eux-mêmes en faisant usage de la formule suivante qui est exacte dans le plus grand nombre de cas : $f = \dfrac{p \; d}{d - p}$, f étant le foyer ou numéro cherché, p la distance de la vision distincte adoptée par les physiciens et d la distance de la vue distincte de la personne presbyte dont on cherche le numéro. Remplaçant ces lettres par des chiffres, si la personne voit le plus nettement possible des caractères moyens à 81 centimètres (environ 30 pouces), et si l'on adopte 25 centimètres (environ 9 pouces) pour distance de la vision distincte, en mettant à la place des lettres les nombres que nous venons de donner, on aura pour la valeur de f, foyer cherché des verres qui conviennent à un presbyte qui y voit à 30 pouces : 30 multiplié par 9, ou 270, divisé par 30 moins 9, c'est-à-dire 270 divisé par 21, égale 12. Le numéro que devra em-

tourner presque entièrement le dos à la lumière, mais pas assez cependant pour empêcher la lumière de venir éclairer le livre qu'on lui présente. Ce livre doit être bien imprimé, mais en caractères *fins* plutôt qu'*ordinaires*. On lui fait tenir le livre à la distance à laquelle il voit le plus distinctement à la vue simple, distance qui varie pour chaque personne ; et, cette distance étant connue approximativement, l'habitude et le tact font que l'opticien exercé sait déjà, *à peu près*, le numéro des verres dont la per-

---

ployer ce presbyte sera donc le n° 12. Ce numéro est beaucoup trop fort, selon nous ; on approche beaucoup plus de la vérité en adoptant 12 pouces au lieu de 9 pouces pour la distance de la vision distincte ; dans le cas qui nous occupe, les verres en question devraient alors être du n° 20. Ce qui est vrai en général. Comme vérification, on devra toujours faire essayer deux ou trois numéros au-dessus et au-dessous.

La formule ci-dessous sert à trouver le numéro qui convient à un myope $f = \dfrac{p \quad d}{p - d}$. Si nous supposons que le myope voit nettement à 3 pouces, la valeur de f sera égale à 12 multiplié par 3, c'est-à-dire 36, divisé 12 moins 3, c'est-à-dire par 9, d'où f égale 4 pouces. Les verres de ce myope devront être du n° 4. Ce qui est vrai en général.

On peut encore trouver le numéro qui convient pour voir à une distance déterminée : connaissant la distance de la vision parfaite de l'individu, soit 30 pouces, s'il veut voir à 10 pouces, on multiplie ces deux nombres et on divise le produit par la différence. Dans l'exemple ci-dessus, c'est 300 divisé par 20. Le quotient 15 exprime le foyer des verres dont doit se servir la personne pour voir nettement à 10 pouces ; mais, nous le répétons encore une fois, tous ces nombres ne sont que des à peu près. D'ailleurs il serait fort dangereux de vouloir préciser la distance à laquelle on veut voir ; cela est quelquefois impossible, et l'on s'exposerait souvent à prendre des verres beaucoup trop forts.

sonne a besoin; nous disons à peu près, car il y a des exceptions. On doit toujours présenter un numéro plus faible que celui qu'on suppose devoir convenir; car les besicles, il ne faut pas l'oublier, sont faites pour aider. Elles doivent permettre, *autant que possible*, au presbyte, de voir distinctement son travail habituel *à une distance commode;* mais comme elles doivent forcément le lui faire voir d'un peu plus près qu'à la vue simple, on est obligé quelquefois, pour ne pas prendre des verres trop forts, d'adopter pour certains travaux une distance *qui n'est pas toujours la plus commode* pour leur exécution. Les besicles ne doivent pas grossir les objets d'une manière sensible, mais elles doivent les faire voir nettement; on doit donc choisir celles qui produisent la plus grande netteté; et en cas de doute entre deux numéros qui se suivent, on doit toujours prendre le plus faible. Si la personne n'a jamais porté de lunettes, on lui présente les numéros les plus élevés; si elle est venue dès que les premiers symptômes de la presbytie se sont présentés, les numéros 80, 72 ou 60 devront suffire (1); toujours avec cette condition, il est rare que l'on ait besoin d'avoir recours au 48 ou au 36; mais si on a lutté pen-

---

(1) Nous avons rarement vu le n° 100 aider suffisamment. M. Sichel voudrait qu'on fît des numéros 66 et 54, qui se trouveraient échelonnés entre le 72 et le 48. Tout en reconnaissant la valeur d'une autorité aussi respectable, nous devons avouer franchement n'avoir jamais reconnu la nécessité de cette introduction. Nous avons si souvent rencontré des personnes qui ne pouvaient apprécier la différence du 60 au 72, que la création des numéros intermédiaires ne ferait, selon nous, qu'augmenter l'embarras de l'opticien et de la personne qui essaye.

dant des mois, des années, il arrive fréquemment qu'on est obligé de descendre jusqu'au numéro 18, au 16, au 15 même.

Pour les essais des divers numéros, on approchera et on éloignera lentement le livre des yeux et à plusieurs reprises, afin de déterminer d'une manière certaine le point maximum de netteté. On doit toujours, nous l'avons déjà dit, chercher à faire coïncider ce point, autant que faire se pourra, avec le genre de travail auquel les besicles sont destinées; et cela *sans avoir recours à des verres trop forts*. Ainsi, il est commode pour écrire d'éloigner davantage que pour des travaux délicats à l'aiguille; les lunettes pour le premier usage devront être, pour la même personne, un peu moins fortes que pour le second.

Alors que le praticien croit être arrivé au numéro le mieux approprié, il rencontre des personnes qui prétendent n'y pas voir mieux qu'à la vue simple; ce n'est pas une raison pour leur présenter un numéro plus fort; on leur fait lire à haute voix des caractères *très-petits;* si la distance est convenable, si le numéro est bien celui qui convient, elles lisent facilement. Puis, après les avoir averties, on soulève rapidement les lunettes; elles éloignent de nouveau le livre, le reportent à la distance de leur vision parfaite, sont arrêtées, hésitent, ou ne peuvent plus lire du tout. On abaisse de nouveau les lunettes, et en ramenant le livre à la première distance, elles continuent à lire avec facilité. Cette épreuve est souvent déterminante en faveur d'un numéro faible, relativement à tous ceux qui ont été essayés.

On voit que nous préférons la méthode des tâtonnements; il nous semble qu'avec l'emploi de l'optomètre, ou la mesure précise de la vue parfaite, on a malgré soi, tout en essayant, une sorte de prévention pour faire adopter le numéro trouvé par le calcul, et ce n'est pas toujours, il s'en faut de beaucoup, celui qui convient le mieux. Les essais faits avec soin peuvent seuls, selon nous, donner un résultat certain; mais pour cela ils doivent être faits *sans se hâter, avec beaucoup d'attention,* et en accordant au client quelques instants de repos; car ces expériences fatiguent beaucoup les yeux, et il est de la plus grande importance de ne pas choisir légèrement.

Les précautions, les soins que l'opticien doit prendre quand les lunettes d'un presbyte sont devenues trop faibles, sont les mêmes que quand il en prend pour la première fois. Les verres peuvent être rayés ou dépolis, si la personne a mis, comme cela arrive fréquemment, les besicles sans étui dans sa poche; il peut ne pas y avoir nécessité de changer le numéro; on s'en assurera en présentant des verres neufs du même foyer, car s'il est essentiel de bien voir, il ne faut aussi changer de numéro que quand cela est nécessaire, c'est-à-dire quand il y a gêne dans la vision. Si la personne s'est présentée aussitôt qu'elle a ressenti les premiers symptômes que nous avons signalés à l'article *Presbytie,* un seul numéro plus fort suffira presque toujours; mais si elle a attendu trop longtemps, deux numéros, trois même, surtout dans les longs foyers, seront quelquefois nécessaires.

Les avis pour éclairer convenablement le travail le jour et à la lumière artificielle, pour quitter les besicles chaque fois qu'on interrompt le travail, pour l'emploi d'une ou de plusieurs paires de lunettes, ne devront pas être ménagés. Les recommandations hygiéniques devront être faites plutôt deux fois qu'une, bien qu'on les regarde souvent comme superflues; et quand les presbytes négligent de les observer, ils sont obligés de prendre des verres faibles d'abord pour marcher, puis ceux-ci deviennent insuffisants, et ils arrivent ainsi aux derniers degrés de la presbytie ou même à l'amblyopie.

Parmi les recommandations, on devra insister particulièrement sur celles qui tendent à conserver la faculté d'accommodation.

Toutes les fois que le numéro des verres a été bien choisi, on doit pouvoir travailler et voir nettement pendant un temps assez considérable, en tenant compte, bien entendu, de la force de l'organe; s'il n'est pas fortement constitué, et cela arrive souvent à des individus très-jeunes après un travail assidu sur des objets très-petits, il survient une sorte d'amblyopie; il faut opposer à cette affection un repos absolu, des ablutions fréquentes à l'eau froide, souvent renouvelées dans la journée, regarder de gros objets à distance, éviter les lumières vives, suivre un régime fortifiant; et si, après quelques jours, les symptômes n'ont pas disparu, on doit s'adresser au médecin oculiste.

Il va sans dire que le client doit être consulté, afin de savoir si la lumière artificielle l'incommode; si l'éclat du soleil, la réverbération des maisons, des chemins, ne lui causent pas de sensations pénibles. Dans le premier cas, l'emploi des verres bleu-gris clair est indiqué, mais seulement pour le travail à la lumière artificielle; dans le second, des verres bleus plans un peu plus foncés seront adoptés pour marcher, mais seulement quand la lumière est très-vive, et avec recommandation de les retirer quand on est dans un endroit sombre, car il ne faut pas s'y accoutumer.

Nous avons jusqu'ici supposé que les yeux étaient d'égale force; il arrive souvent que, même sans s'en douter, beaucoup de personnes ont les yeux inégaux. L'opticien saura de suite à quoi s'en tenir en présentant une monture dont l'une des ouvertures est obstruée, soit par un verre noir ou autrement, et en mesurant séparément pour chaque œil la distance de la vue parfaite.

Si la différence de force n'est pas très-considérable, par exemple si la vision distincte s'exerce avec l'un des yeux à 15 pouces et avec l'autre à 20, on cherche le numéro qui permette de ramener la vue parfaite de chaque œil à une même distance (1); quand on y sera parvenu, il restera encore à s'assurer si les deux yeux fonctionnent ensemble; on en aura la preuve en faisant regarder un très-petit objet, et en passant successivement une carte devant chaque œil. Si le résultat est obtenu, il faudra encore recommander d'user sobrement des lunettes, afin de ne pas trop fatiguer, dit M. Desmarres, les agents de l'accommodation. Mais comme on ne parvient en général à ce résultat qu'en armant l'œil le plus faible d'un numéro qui serait un peu trop fort si la vision ne s'exerçait que par lui, on échoue quelquefois.

______

(1) Voyez la fin de la note, page 106.

Si la différence de force entre les deux yeux est considérable, quoique presbytes tous les deux, et à plus forte raison si l'un est myope et l'autre presbyte, on n'arrivera que très-rarement à faire coïncider les deux distances de vision parfaite. Il arrive même presque toujours, dans l'exemple qui nous occupe, que l'un des deux yeux, par suite du manque d'exercice, a perdu en grande partie la faculté de voir nettement; on devra dans ce cas ne s'occuper que de l'œil sain.

Toutes les recommandations relatives à la proportion des montures, à l'écartement des verres, à la forme de l'arcade ou au point d'appui, à l'emploi des montures à la Franklin s'il y a lieu, que nous avons faites au chapitre IV, doivent toujours être présentes à l'esprit de celui qui fait choisir des besicles; car, il ne faut pas l'oublier, la forme de la monture a presque autant d'importance que le choix précis du numéro; bien des marchands cependant n'y font pas la moindre attention, et l'on peut affirmer que, sur dix personnes qui portent des besicles, il y en a quatre qui les ont mal proportionnées, c'est ce qui a fait dire à M. Desmarres, et ce n'est pas sans raison :
« Pourquoi n'introduirait-on pas parmi les gens du monde
» l'habitude de faire prendre mesure des lunettes comme
» on prend mesure d'un vêtement (1)? »

L'essai des verres à cataracte sera fait avec encore plus de soin, s'il est possible, que l'essai des autres verres. Pendant plusieurs semaines les personnes opérées n'emploieront que des verres bleu foncé, garnis de taffetas

---

(1) Desmarres, *Maladies des yeux*, 1858, page 699, tome III.

noir; plus tard, les verres pour lire et pour marcher seront adoptés : les premiers sont généralement compris entre les numéros 2 et 4; mais comme ils sont subdivisés de deux en deux lignes, c'est-à-dire 24 lignes, 26 lignes, 28 lignes de foyer, etc., le choix est considérable. Pour marcher, les verres sont en général compris entre le numéro 4 et le numéro 8. Il est bon de renouveler les essais dans les premiers temps, parce qu'il arrive fréquemment qu'on substitue, au premier numéro choisi, un numéro plus faible. Si tout le monde n'est pas à même de faire face à ces dépenses, il est heureusement quelques opticiens qui savent tenir compte de la position du client; on ne saurait trop les louer (1).

Les myopes qui prennent des lunettes pour la première fois commencent toujours par des numéros plus forts que les presbytes. Le foyer le plus fréquemment choisi est entre les numéros 15 et 20. Si le sujet est jeune, si ses occupations l'obligent à regarder presque constamment de petits objets, s'il fait ses études, et si, par suite de négligence, on lui a laissé prendre du matin au soir la mauvaise habitude de se courber de plus en plus sur ses livres, l'opticien a souvent affaire à une *myopie acquise*. Il doit dans ce cas, plus encore que dans

---

(1) L'encouragement que le gouvernement accorde aux sociétés de secours mutuels peut permettre d'espérer que, d'ici à peu de temps, toutes les sociétés trouveront, comme celle du quartier de l'Odéon, dont j'ai l'honneur d'être un des administrateurs, un opticien empressé de livrer au prix coûtant les lunettes prescrites par le médecin aux membres participants. C'est M. Kruines qui, dans ma société, a bien voulu prendre cet engagement.

une myopie congénitale, faire prendre des verres aussi faibles que possible, et seulement pour voir de loin ; car une fois habitué aux verres concaves, la myopie se fixera, et si le malade suit la tendance naturelle à la plupart des myopes, si on lui a accordé des verres concaves si faibles qu'ils soient pour voir de près, s'il continue à se pencher sur son travail, il sera forcé de prendre des verres de plus en plus forts.

M. Sichel voudrait (1), dans ce cas, qu'on n'accordât aucun verre, à moins que la myopie acquise ne fût accompagnée d'amblyopie. Des verres convexes très-faibles peuvent alors procurer du soulagement, mais le mieux est de suivre les règles générales d'hygiène, qui consistent à éloigner le travail autant qu'on le pourra, avec ou sans lunettes ; à regarder de loin, sans lunettes, de gros objets ; en un mot, à se livrer à tous les exercices qui tendent à augmenter la faculté d'adaptation à distance.

Les lunettes pour travailler sont quelquefois indispensables aux myopes ; mais ce n'est que dans le cas de myopie extrême, et seulement pour éviter d'avoir le corps courbé sur le travail. On devra s'en servir le moins possible.

On a vu à l'article *Myopie* qu'en général elle diminue avec l'âge. Lorsqu'un myope a cassé un verre de ses lunettes et qu'il le fait remplacer, on doit lui faire essayer un ou deux numéros moins forts, et s'il y voit presque aussi bien, il y a avantage à adopter le numéro plus faible.

---

(1) *Leçons cliniques sur les lunettes.*

Quand les verres concaves sont bien choisis, ils doivent faire voir nettement les objets, mais ils ne doivent jamais les faire paraître plus petits ; si cela arrivait, ce serait un signe certain que le numéro est trop fort. Même avec ses lunettes, l'individu qui a une myopie assez forte ne distinguera jamais aussi bien de loin les petits objets que celui qui a la vue longue. Il ne devra donc pas, dans l'essai des besicles, chercher à lutter avec le presbyte pour distinguer de loin.

M. Bonnet cite un individu qui se servait de verres concaves dont le rayon de courbure avait 10 lignes. Il avait pris des lunettes à l'âge de quinze ans, et avait commencé par le numéro 4. Cet individu devait porter les objets à 8 lignes pour les voir distinctement. Évidemment il ne pouvait voir que d'un seul œil à la fois. Nous n'avons jamais rencontré de myopie aussi prononcée, mais nous avons vu un assez grand nombre de personnes qui se servaient des numéros 2 et 2 1/2 pour marcher.

Les myopes comme les presbytes peuvent avoir recours aux verres colorés (1). Si c'est pour voir de près, la

---

(1) **MM. Desmarres et Sichel** blâment l'emploi des verres colorés pour les presbytes ; nous connaissons un si grand nombre de presbytes qui ne peuvent travailler le soir sans le secours de verres colorés, que nous ne pouvons accepter complétement cette exclusion. Sans doute les presbytes ont besoin d'une vive lumière, mais les verres bleu clair, teinte neutre, avec l'auxiliaire d'une excellente lampe à réflecteur, laissent encore une intensité bien supérieure à celle de quatre à cinq bougies. Ils ont l'avantage d'écarter une partie des rayons jaunes et rouges qui dominent plus ou moins dans toutes les lumières artificielles et qui sont si funestes à certaines vues !

teinte devra toujours être claire, à moins d'un ordre du médecin ; si c'est pour marcher, elle sera plus foncée, mais toujours dans la teinte que nous avons recommandée à l'article des verres colorés. Les premiers ne seront donnés qu'aux personnes qui sont incommodées par les rayons jaunes et rouges des lumières artificielles. Les verres pour marcher ne seront proposés que quand les yeux sont sensibles au point d'être incommodés par les réverbérations pendant les journées d'été, par la neige, ou pour les voyages, etc. ; toujours avec la recommandation de les ôter quand on se trouve dans un endroit sombre. Les verres plans, blancs ou bleus, sont utiles à ceux qui, sans être ni myopes, ni presbytes, ont les yeux sensibles à la lumière, au vent et à la poussière ; on peut dans ce cas adopter les montures recommandées pour les voyages, page 72. La personne qui fait essayer des verres ne saurait se livrer à trop d'essais ; pour cela il faut avoir, il est vrai, outre une grande patience, le désir bien prononcé de rendre un grand service ; aussi est-on bien dédommagé quand on a le bonheur de rendre la vue à celui qui croyait l'avoir perdue. L'emploi des lunettes à cônes, par exemple, donne quelquefois une vue assez nette aux personnes qui ne peuvent absolument rien distinguer avec des lunettes ordinaires. L'application des prismes, faite avec soin et discernement, fera disparaître bien des diplopies, soit avant, soit après l'opération du strabisme, etc. (1).

Pour dernier avis, nous dirons : les presbytes et les

---

(1) *Voyez* page 98.

myopes doivent trouver des verres qui leur fassent voir avec netteté, sans fatigue et pendant un certain temps, aux uns les objets rapprochés, aux autres les objets éloignés ; si l'opticien ne parvient pas à ce résultat après avoir fait essayer tous les verres qu'il suppose devoir convenir, c'est qu'il y a un commencement d'amblyopie ou une autre affection ; il est alors de son devoir d'engager son client à voir sans tarder le médecin.

DE L'OPHTHALMOSCOPE.

Nous ne pouvons terminer ce chapitre sans dire quelques mots d'un appareil d'optique dont l'invention date seulement de dix ans et qui est devenu pour la chirurgie oculaire un auxiliaire puissant, toutes les fois qu'il s'agit de soumettre le globe oculaire à un examen attentif ; c'est-à-dire dans presque toutes les maladies. Nous donnerons une idée de l'importance de cet instrument en transcrivant ce qu'en dit M. Sichel dans sa belle iconographie ophthalmologique (1).

« L'invention de l'ophthalmoscope, qui, à elle seule, » suffirait à immortaliser le nom de Helmholtz, est venue » modifier profondément la doctrine de l'amaurose en » décelant les caractères anatomiques de cette maladie. »

L'ophthalmoscope consiste en un miroir concave d'environ cinq centimètres de diamètre, en verre étamé ou

---

(1) *Iconographie ophthalmologique*, 1859.

en acier, qui reflète, à travers la pupille de l'œil soumis
à l'examen, les rayons d'un foyer de lumière de façon
à éclairer le fond de l'œil, et à rendre visibles les altéra-
tions des différentes parties de cet organe (*fig.* 74). Il

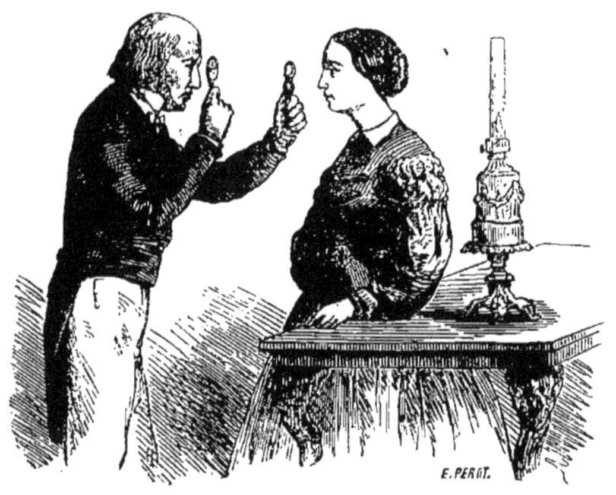

Fig. 74.

est percé au centre (*fig.* 75) ou de deux trous près de la

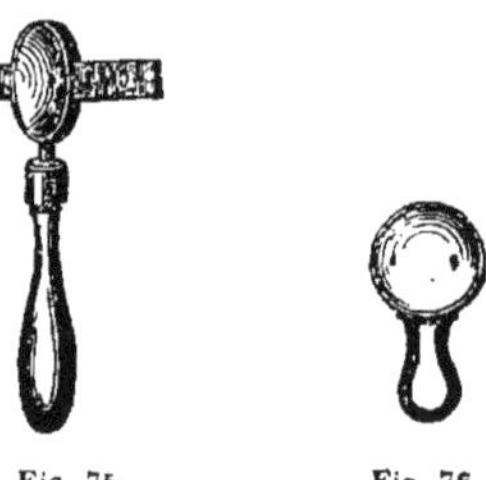

Fig. 75.   Fig. 76.

circonférence (*fig.* 76) par lesquels le chirurgien regarde
l'œil malade. Quelques-uns (*fig.* 75) ont une fiche à coulisse qui porte des verres convexes et concaves, ce qui
permet au myope et au presbyte de voir avec netteté et
d'avoir différents grossissements. La *figure* 74 donne une

idée de l'agencement à suivre pour l'éclairage. La même figure montre la main gauche armée d'un verre convexe ou concave, ce qui permet, en variant les distances, de choisir le grossissement dont on a besoin. Si l'on emploie le verre convexe (1), on voit l'image aérienne de l'objet; elle est renversée, petite, mais elle est d'une grande netteté; pour la grandir, on emploie une lentille moins forte, pour avoir une image droite, on emploie un verre concave qui amplifie, ou bien le miroir seul.

La *fig.* 77 représente un ophthalmoscope commode en

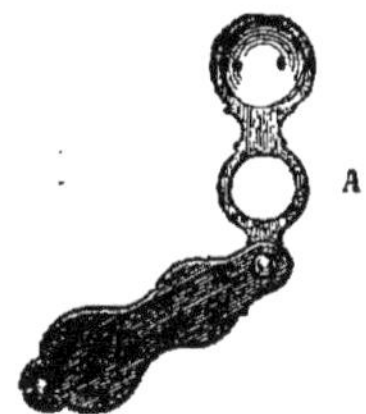

Fig. 77.

ce qu'il se met dans la poche, garanti qu'il est par la monture. Le verre convexe A se retire de sa monture pour être tenu à la main comme le montre la *fig.* 72.

Les modifications qu'on a fait subir à l'ophthalmoscope sont si nombreuses que nous renonçons à les décrire, chaque chirurgien ayant transformé l'appareil primitif suivant sa vue et ses idées. Parmi les auteurs qui l'ont profondément modifié, sans nous prononcer sur le mérite de chaque construction, nous citerons MM. Anagnostakis,

---

(1) Ces verres tenus à la main sont toujours d'un numéro fort, n° 2 ou 3.

Desmarres, Follin, Groefe, Jæger, Ruete. Tout récemment M. Desmarres fils a imaginé un support extrêmement simple (*fig.* 78), que nous avons vu chez M. Charrière,

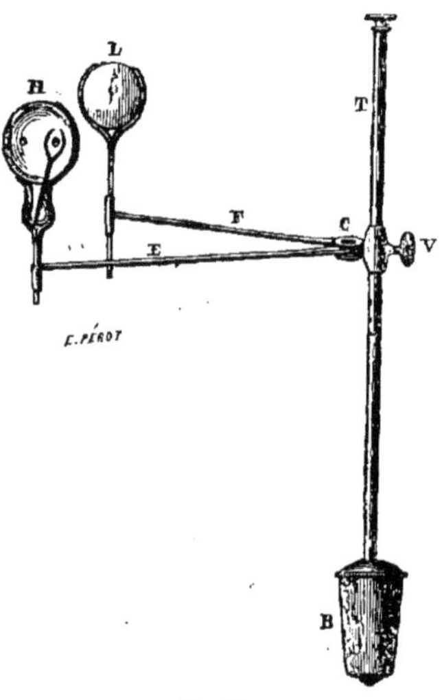

Fig. 78.

et qui doit faciliter singulièrement l'emploi de l'ophthalmoscope. Il se compose d'une tige d'acier T d'environ 30 centimètres qui se dévisse en deux parties, et dont la base B est terminée par un bouchon de liége que l'on place dans un bougeoir ou dans un pied de plomb. L'une des branches articulées E porte l'ophthalmoscope H, l'autre branche F porte un verre L de 2 pouces 1/2 de foyer. Ces deux branches s'élèvent et s'abaissent le long de la tige à l'aide de la vis V. La distance entre la loupe et le miroir étant variable, on obtient le grossissement que l'on désire, et la tige de chacune de ces deux pièces pouvant tourner dans son support, il est facile de les

centrer beaucoup mieux qu'on ne ferait à la main.
M. Liebreich et le docteur Cusco ont fait de cet appareil
un véritable instrument avec lequel on peut dessiner à la
chambre claire tous les détails de l'œil soumis à l'examen.
Les appareils les plus simples dont nous avons donné les
figures sont encore les plus faciles à manier.

Puisque nous venons de parler d'un instrument indispensable à tous les médecins qui s'occupent des maladies des yeux, engageons-les à se procurer un nécessaire, qui tient fort peu de place; ce nécessaire renferme un ophthalmoscope simple, une série complète de verres convexes et concaves, des verres à cataracte, des verres colorés et des verres prismatiques. Tous ces verres sont numérotés; ils se placent dans une monture spéciale, dans laquelle ils sont maintenus par des ressorts.

Nos grands médecins oculistes ont une collection complète de besicles de tous les numéros, pour vue longue et pour vue basse; ils ont aussi la série de verres à cataracte, tant en verres blancs qu'en verres bleus; ils possèdent en un mot l'arsenal complet de toutes les montures et verres qui peuvent être utiles avant, pendant et après une maladie ou une opération. Ils font donc souvent les essais eux-mêmes, et envoient le malade muni d'une ordonnance chez l'opticien. On comprend qu'un assortiment aussi complet ne peut convenir qu'à des spécialités; aussi quelques jeunes médecins font-ils faire des nécessaires beaucoup plus simples : c'est le nécessaire dont nous avons parlé plus haut. Ces petits nécessaires, moins l'ophthalmoscope, sont même fort commodes pour le marchand opticien quand il a à faire choisir des verres chez des personnes malades.

VII.

RÉSUMÉ.

CONSIDÉRATIONS HYGIÉNIQUES.

On peut conclure de tout ce qui précède que, quand le besoin des lunettes se fait sentir, surtout à un presbyte, il doit en prendre immédiatement. Si le numéro est bien choisi, s'il fait voir nettement, sans grossir, sans causer aucune fatigue, il contribue à la conservation de la vue. Ce fait est reconnu par tous les médecins oculistes. On a dit qu'une fois habitué aux lunettes, elles devenaient indispensables. Cela est vrai ; mais il est tout aussi vrai de dire qu'une fois habitué à un vêtement bien chaud on ne peut plus s'en passer. Cependant cette crainte n'a jamais déterminé personne à s'exposer inutilement au froid. C'est donc une idée fausse de croire qu'il faut prendre des besicles le plus tard possible. Il faut en prendre aussitôt que le besoin se fait sentir.

Si l'on prend un numéro trop fort, pour les presbytes comme pour les myopes, mais plus encore pour les myopes, cela a un grand inconvénient. Il fatigue d'abord, puis on s'y habitue ; souvent à ce numéro déjà trop fort on en fait succéder un autre encore plus fort, et on arrive ainsi aux dernières limites de la presbytie et de la myopie. On y arrivera d'autant plus rapidement, que les verres seront plus forts et qu'on négligera d'exercer la faculté d'accommodation ; car les lunettes, il faut bien l'avouer et le répéter, et c'est là leur inconvénient, tendent, plus elles sont fortes, à fixer la portée de la vue, surtout si l'on n'observe pas les règles hygiéniques que nous avons données. C'est là, nous le reconnaissons, un inconvénient grave, mais qu'il est facile d'éviter. Pour cela il suffit de s'adresser à un opticien consciencieux qui a des verres de bonne qualité, un assortiment de montures de toutes formes, et qui, pour les essais, a, outre les soins que nous avons recommandés au chapitre VI, mille autres attentions que l'on ne peut indiquer. Il fera toujours choix du numéro le plus convenable *pour l'usage* auquel les lunettes sont destinées. On devra donc ne pas se laisser prendre aux annonces pompeuses du charlatanisme qui proclame certaines matières comme pouvant seules conserver la vue, lorsque la vérité est qu'aucune matière n'est supérieure à la glace ordinaire bien choisie. Dans les grandes villes on peut se renseigner et s'adresser à un opticien ou marchand opticien dont le savoir et la probité sont connus ; mais, dans les petites localités, on achète souvent aux colporteurs, et si par exception ils ont des verres passables, on a toujours à redouter de trouver des séries de verres incomplètes, des verres inégaux en foyer et un choix trop peu nombreux de montures ; or, des montures mal choisies peuvent amener des maladies très-graves du globe oculaire.

Outre les lunettes pour presbytes ou pour myopes, les verres *plans*, *blancs*, préservent encore mécaniquement les yeux des tourneurs, des mécaniciens, des casseurs de cailloux, etc. Combien de conjonctivites et d'accidents graves seraient évités si ces mêmes verres plans étaient adoptés par les personnes qui chaque jour exposent *volontairement* leurs yeux au courant d'air le plus violent et à tous les corps qu'il entraîne avec lui! Ces mêmes verres plans, quand ils sont colorés, conservent la vue des ouvriers verriers, des fondeurs et autres; ils sont de la plus grande utilité aux chimistes, et permettent aux voyageurs de parcourir les régions couvertes de sable, aussi bien que les régions polaires. L'invention des lunettes est donc une des découvertes les plus utiles à l'humanité; nous croyons qu'en signalant leurs avantages et leurs inconvénients nous avons fait une chose utile à toutes les personnes qui s'en servent.

Nous allons résumer, aussi succinctement que nous le pourrons, les avis les plus importants donnés dans les chapitres qui précèdent, et nous les accompagnerons de quelques conseils d'hygiène qui peuvent, soit avec ou sans le secours des lunettes, contribuer à la conservation de la vue.

DE L'ŒIL A L'ÉTAT DE SANTÉ.

Les soins de l'œil à l'état de santé se réduisent à bien peu de chose. L'entretenir dans un état constant de propreté avec une éponge et de l'eau froide. S'il y a fatigue, atonie, répéter les fomentations plusieurs fois par jour, ajouter même une cuillerée à café d'eau-de-vie dans un verre d'eau; là doivent s'arrêter nos prescriptions. Les collyres plus excitants préparés avec les infusions de sureau, de roses, etc., ceux dans lesquels entrent des sels métalliques, sont déjà du domaine de la thérapeutique, et nous ne pouvons nous permettre d'en parler.

Exercer souvent les yeux à voir à toute distance, surtout des objets éloignés, afin de ne pas perdre la faculté d'accommodation, et d'empêcher la vue de s'affaiblir.

Si l'on ressent de la fatigue, cesser le travail, et s'il y a impossibilité, l'interrompre, fermer les yeux souvent, ne fût-ce que quelques instants. Les promenades à la campagne, la fixation de gros objets éloignés produisent d'excellents résultats.

Pour les occupations de cabinet, telles que l'écriture, la lecture, tous les travaux sur de petits objets, etc., les presbytes devront les maintenir à la distance à laquelle ils voient le plus distinctement ; tous les opticiens d'ailleurs le recommandent. M. Sichel, au contraire, engage à les éloigner le plus possible, *tout en les voyant encore très-nettement* (1). Nous ne comprenons pas le but de cette recommandation qui nous semble en contradiction avec l'interdiction des verres convexes pour voir de loin. Cette même recommandation faite aux myopes n'est pas sans importance, en ce sens qu'elle tend à les préserver de leur penchant naturel de rapprocher de plus en plus les objets.

La lecture en voiture, en chemin de fer peut avoir de graves inconvénients ; ils sont moins à redouter si les caractères sont très-gros.

____

(1) *Leçons cliniques.*

DES VERRES.

Ils doivent être sans aucun défaut.

Leur centre doit correspondre exactement à l'axe visuel.

On doit les tenir dans un état parfait de propreté. Les étoffes de laine, de soie, ne valent rien pour les essuyer, elles rayent et nettoient fort mal les surfaces polies. Le mouchoir s'il n'est pas trop gros, la peau de chamois quand elle n'est pas huileuse, sont excellents pour cet usage. Si les verres sont gras, on ajoute quelques gouttes d'eau-de-vie.

Tout verre qui a des stries, des bulles, des raies, doit être rejeté.

Mais cela ne suffit pas, il peut être mal travaillé, c'est-à-dire être un verre commun ; s'il n'était fort difficile d'indiquer et plus encore de reconnaître à quels caractères on peut voir quand un verre est mal travaillé, nous l'aurions déjà fait ; les gens du métier ne s'y trompent pas au premier coup d'œil ; voici les caractères les plus faciles : les bords sont *arrondis,* en d'autres termes ils ont une *courbure plus forte* que le reste de la surface ; par réflexion le contour des images brillantes perd de sa régularité, ainsi que les objets très-déliés.

Des verres trop forts sont très-nuisibles ; si l'on y voit également bien avec deux numéros qui se suivent, il faut toujours prendre le plus faible.

Les verres trop faibles fatiguent la vue par les efforts continuels qu'ils exigent.

Les presbytes doivent changer leurs verres aussitôt

qu'ils sont rayés et contre un numéro plus fort quand ils sont devenus insuffisants.

Ils doivent quitter leurs lunettes quand ils cessent de travailler.

Les myopes devront de temps en temps essayer un numéro plus faible; l'âge aidant, et avec cette précaution, très-souvent leur myopie diminuera.

Les verres périscopiques sont préférables aux verres bi-convexes et bi-concaves, pour voir de près comme de loin, mais l'avantage est peu sensible dans les numéros faibles.

Les verres colorés, qu'ils soient plans, convexes ou concaves, doivent être beaucoup plus clairs pour travailler dans l'appartement que pour la rue.

La meilleure nuance des verres est celle *teinte neutre*.

DES MONTURES.

Les montures doivent tenir solidement sur la tête sans causer aucune pression désagréable, elles doivent donc être légères et solides.

Elles doivent être proportionnées à la forme de la tête, à celle du nez, à l'écartement des yeux.

Les lunettes doivent être placées aussi près que possible des yeux, sans toutefois gêner le mouvement des cils.

Les personnes qui ont besoin de lunettes pour voir de près et pour voir de loin en auront au moins deux paires, à moins qu'elles n'adoptent les besicles à la Franklin.

Les lunettes ne doivent envoyer dans les yeux aucun

reflet gênant; si les reflets provenaient de l'un des verres, il faudrait se placer de manière à les éviter.

Après les lunettes à branches, les meilleures montures sont les pince-nez.

DE LA LUMIÈRE DU JOUR.

Il est important d'éclairer convenablement son travail; autant que possible, la lumière devra venir par derrière ou au moins par côté; mais on se gardera bien de se placer en face de la fenêtre, surtout si le ciel ou des murs éclatants se trouvent vis-à-vis.

Même dans l'état de santé, les lumières très-intenses sont défavorables à l'organe de la vision; les personnes qui ne peuvent supporter sans souffrance les réverbérations vives, l'éclat du soleil pendant les journées d'été, devront porter dehors des lunettes à verres colorés; on aura soin de ne pas les garder dans l'appartement, et de s'en abstenir les jours où le temps est couvert. Pour éviter de passer brusquement d'une lumière douce à une trop vive qui blesserait les yeux, on ne doit les retirer que quand on se trouve dans un endroit sombre, ou en ayant la précaution de fermer les yeux.

Il est aussi quelques vues faibles qui, sans être ni myopes ni presbytes, ne peuvent supporter aucune lumière éclatante, et qui se trouvent bien, soit pour lire, écrire, travailler dans le blanc, de l'emploi de verres bleus *plans très-clairs*.

Les appartements obscurs sont très-nuisibles, principalement aux vues presbytes, qu'ils disposent à l'amblyopie.

Dans une chambre à coucher, des persiennes valent mieux que des volets, parce que le matin la lumière arrive progressivement.

Nous n'avons pas la prétention de réglementer la mode; mais celle qui nous a gratifié des chapeaux à larges bords a toutes nos sympathies.

Les voiles d'un tissu à la fois serré et très-délié, sans aucune espèce de broderie à la hauteur des yeux, sont un excellent préservatif contre le vent, la poussière et une trop vive lumière.

DES LUMIÈRES ARTIFICIELLES.

Toutes les lumières artificielles émettent une grande quantité de rayons jaunes et rouges qui sont très-nuisibles aux yeux; beaucoup de personnes ne peuvent les supporter; on atténuerait cet inconvénient en se servant d'un abat-jour bleu ou vert en dessous. On ajouterait ainsi, par réflexion, des rayons bleus ou verts, et la lumière obtenue ne fatiguerait plus autant.

On peut arriver au même résultat avec l'abat-jour ordinaire, vert en dessus, blanc en dessous, en se servant de lunettes à verres colorés d'un bleu gris-clair qui ne se laissent traverser que par une partie des rayons jaunes et rouges.

L'usage d'un garde-vue vert est d'une grande efficacité pour les personnes dont la vue s'irrite facilement.

Pour les presbytes surtout qui ont besoin d'une lumière vive, l'emploi des lampes brûlant à blanc est bien supérieur à celui des chandelles et des bougies, dont la flamme vacille constamment.

Les myopes et les personnes qui n'ont pas besoin d'une
grande lumière feront bien, pour travailler, de masquer
la chandelle ou la bougie par ces petits abat-jour verts
qui sont à si bon marché.

La lumière dont on se sert ne doit pas être placée en
face; les yeux reçoivent dans cette position beaucoup de
lumière réfléchie, qui non-seulement fatigue, mais nuit à
la netteté des objets. La lumière doit être placée sur la
gauche; il serait encore plus favorable de la placer derrière soi, mais cela est rarement possible.

On doit éviter de fixer toute lumière vive, les bougies,
les becs de gaz, à plus forte raison un feu intense, car ils
agissent comme lumière et comme calorique.

DU VENT.

Le grand air non agité par le vent convient beaucoup
aux yeux; mais le vent, surtout s'il entraîne avec lui de
la poussière, leur est très-nuisible. Les personnes qui, en
chemin de fer, se placent de façon à recevoir en plein
visage le rapide courant d'air qui se produit, commettent
une grande imprudence, et cette imprudence cause
chaque jour de graves accidents. Règle générale, quand
on a la vue irritable on doit prendre des lunettes pour
préserver les yeux du vent et de la poussière.

Les courants d'air, surtout quand on a chaud, sont
aussi dangereux pour les yeux que pour les autres organes. Ils sont surtout à craindre pour les jeunes enfants,
auxquels ils occasionnent des maladies souvent fort
longues.

DE LA CHALEUR.

L'irritation causée par un feu trop vif peut causer des ophthalmies dont il est fort difficile de se débarrasser.

Les personnes qui sont par état ou pour des essais obligées de rester exposées à une chaleur très-intense, comme les verriers et autres, devront se garantir les yeux avec un garde-vue et des lunettes à verres colorés; l'arcade de la monture devra être garnie, pour éviter de brûler, d'un corps mauvais conducteur du calorique.

TABLE DES MATIÈRES.

Avertissement I
I. De la lumière. 4
    Notions élémentaires sur la théorie des lentilles. 6
II. De la vision. 17
    Description de l'œil. 17
    Marche des rayons lumineux dans l'œil. 21
    Des yeux myopes et presbytes. 23
    Distance de la vision distincte. 25
    Faculté d'accommodation de l'œil aux différentes distances. 26
III. Du choix et du travail des verres. 30
    Du choix de la matière. 30
    Du travail des verres. 33
    Des meilleures courbures. 39
    Du foyer et des numéros des verres. 49
    Des verres colorés. 57
IV. Des montures. 62
    Des montures de lunettes. 62
    Des binocles, faces à main, pince-nez, etc. 73
V. Affections de l'œil pour lesquelles on doit avoir recours
    a l'opticien. 79
    De la fatigue de l'accommodation. 79
    De l'amblyopie 81
    De la myopie. 86
    De la presbytie. 91
    Strabisme ou vue louche. 96
    De la diplopie. 99
    De la mydriasis. 100
    De la cataracte 101
    Myodopsie ou filaments voltigeants, imaginations perpé-
    tuelles. 102

VI. Des soins que doit prendre l'opticien pour l'essai des lunettes. 104
    De l'ophthalmoscope. 117
VII. Résumé. 123
    Considérations hygiéniques. 123
    De l'œil à l'état de santé. 125
    Des verres. 127
    Des montures. 128
    De la lumière du jour. 129
    Des lumières artificielles 130
    Du vent. 131
    De la chaleur. 132